適切な診療録：
精神科・心理療法編
―― 精神科臨床に携わる人が知っておくべきこと ――

著

Mary E. Moline, George T. Williams, Kenneth M. Austin

訳

斎藤朱実, 岡島詳泰, 加藤正樹, 大橋嘉樹

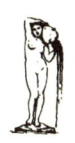

星 和 書 店

Seiwa Shoten Publishers

2-5 Kamitakaido 1-Chome
Suginamiku Tokyo 168-0074, Japan

Documenting Psychotherapy
Essentials for Mental Health Practitioners

by

Mary E. Moline

George T. Williams

Kenneth M. Austin

Translated from English

by

Akemi Saito

Yoshiyasu Okajima

Masaki Kato

Yoshiki Ohashi

English edition © 1998 by Sage Publications, Inc.
Japanese edition © 2005 by Seiwa Shoten Publishers
published by arrangement with Sage Publications, Inc.
Thousand Oaks   London   New Delhi

はじめに

　我々は対等な関係でこの本を執筆しており，著者間に序列はない。いくつかの章を各自が分担執筆したが，内容を見直し最終稿にまとめあげたのは共同作業である。

　我々が精神療法の記録に関する諸問題に関心を持ったのは，*Confronting Malpractice: Legal and Ethical Dilemmas in Psychotherapy*（医療過誤の問題：精神療法における法律と倫理のジレンマ，1990）を執筆するために判例を研究していた頃に遡る。不適切な診療録が原因で治療者が訴えられることより，むしろ記録が不充分，あるいは存在しないために防御する力が弱い事例が目についた。こうして我々は診療録管理について様々な側面から検討することに関心を持つようになり，調査対象とする問題点をまとめた：適切な診療録は切実に必要とされているか。診療録に関する法律は存在するか。精神科臨床に携わる人たちは診療録についてどう考えているか。診療録は患者と治療者どちらにも同じように役立つだろうか。関係諸学会は診療録管理について何と助言しているか。「適切な診療録」の内容とはどういうものだろう。秘密保持が問題となる場合（例えば自傷他害の恐れがある場合など）どう記載すべきか。診療録の保存や廃棄に関する規定はあるか。こういう疑問やその他のよく尋ねられる質問に答えたいという想いがこの本を執筆する動機となった。

　診療録管理が不適切であったり記録が存在しないことが，治療者に対する訴訟にマイナスに働くという立場を我々は貫いている。1994年8月21日付のロサンゼルスタイムズ紙によると，治療者に対する係争中の訴訟は全米で8,000から10,000件におよび，そのうち1,000件以上がカリフォルニア州のものである。こういった訴訟事件に関わる治療者全員が適切に診療録を管理していたことを願うのみである。

訴訟社会の現代アメリカでは，精神療法の有資格者や精神保健分野の学生にとって適切な診療録管理法を身につけることは不可欠である。我々は法律の専門家ではないので，判例については精神保健の専門的立場から説明や評価を行なった。こういった判例の取り扱いが州により異なるであろうことに注意してほしい。さらに詳しい情報を必要とする場合は，弁護士や州の免許管理当局，所属学会に問い合わせられたい。

　適切な診療録管理は訴訟を回避するためだけのものではない。適切に診療録を管理することは治療者としての職責を果たすのに役立ち，ひいては患者に最良のケアをもたらすことに繋がると我々は信じている。このことはどんな法律問題よりも重要であると思う。

　この本は5つの部分で構成されている。各部の初めにその中の各章の内容を簡単に述べ，どの章も本文のあとに短いまとめを付す構成になっている。すべての州の関連する法律を盛り込むのは無駄が多いと考えたため，この本は終始カリフォルニア州法に準拠している。いくつかの判例については判決の解説だけでなく，州による類似点と相違点を読者に提示した。判例提示の後に問題点を挙げた。これらの問題は読者の思考を刺激するためのものである。いくつかのそれらしい答えを述べたものもある。問題提示のあとには事例を提示した。この事例の解決策はひとつとは限らないだろう。付録Kに各章の事例ひとつに対する可能な答えをひとつ提示した。

　献　辞
　この本の執筆には我々自身の膨大な時間と周囲の協力を要した。我々の仕事を支え励ましてくれた家族に感謝を捧げたい。

も　く　じ

　　　　はじめに　*iii*

第Ⅰ部　精神療法における診療録管理の重要性

第 1 章　患者と治療者の保護……………………………………………… 3
　　　診療録に対する心構え　*4*／倫理規定　*8*／法的諸問題　*9*／まとめ　*12*
　　　〈関係する判例〉　*13*
　　　〈議論のための問題点〉　*16*

第 2 章　秘密保持の限界………………………………………………… 19
　　　法律と秘密保持　*19*／まとめ　*25*
　　　〈関係する判例〉　*26*
　　　〈議論のための問題点〉　*27*

第Ⅱ部　診　療　録

第 3 章　適切な診療録の内容…………………………………………… 31
　　　診療録には適さない内容　*31*／記録に適した内容　*32*／まとめ　*48*
　　　〈関係する判例〉　*48*
　　　〈議論のための問題点〉　*52*

第 4 章　家族，夫婦，および集団精神療法…………………………… 55
　　　夫婦療法（結婚カウンセリング）　*56*／家族療法　*56*／集団療法　*57*／
　　　関係者との面接　*57*／まとめ　*58*
　　　〈関係する判例〉　*58*
　　　〈議論のための問題点〉　*59*

第 5 章　スーパービジョンと研修……………………………………… 63
　　　まとめ　*67*
　　　〈関係する判例〉　*67*
　　　〈議論のための問題点〉　*67*

第Ⅲ部　安全に関する記録

第6章　自傷の恐れ……………………………………………… 71

自殺の危険性の評価　71／自殺傾向のある患者と法律　73／まとめ　77
〈関係する判例〉　77
〈議論のための問題点〉　81

第7章　他害の恐れ……………………………………………… 83

リスクを小さくするために　83／警告義務　85／危険な患者の治療　88／
まとめ　89
〈関係する判例〉　89
〈議論のための問題点〉　99

第8章　虐　待…………………………………………………… 101

児童虐待　101／配偶者虐待　103／虐待の定義　104／まとめ　105
〈関係する判例〉　105
〈議論のための問題点〉　106

第Ⅳ部　記録の保存に関する諸問題

第9章　未成年者の治療………………………………………… 111

学校の記録　112／未成年者に関するカリフォルニア州の法令　112／
未成年入院患者の権利　114／まとめ　116
〈関係する判例〉　116
〈議論のための問題点〉　117

第10章　患者に対する診療録開示……………………………… 119

診療録に関する患者の権利　119／患者の承諾のない開示　123／
承諾なしに開示した場合の責任　124／まとめ　127
〈関係する判例〉　127
〈議論のための問題点〉　129

第11章　診療録の保存と廃棄…………………………………… 131

保存に関する公的指針　131／廃棄　134／まとめ　135
〈関係する判例〉　135
〈議論のための問題点〉　136

第 12 章　結び，およびよくある疑問……………………………………… 139
　　適切な診療録の保存　139／秘密保持　140／診療録の保存と廃棄　140／
　　結びにあたっての助言　141
　　〈関係する判例〉　141
　　〈よくある疑問〉　142

第Ⅴ部　付　録

　付録 A　判　例……………………………………………………………… 147
　付録 B　症　例……………………………………………………………… 149
　付録 C　経過記録の例……………………………………………………… 151
　付録 D　治療計画…………………………………………………………… 155
　付録 E　診療費用の請求…………………………………………………… 156
　付録 F　インフォームド・コンセント…………………………………… 157
　付録 G　録音・ビデオ記録のための同意書……………………………… 158
　付録 H　同意書のファックス表紙………………………………………… 159
　付録 I　カリフォルニア州における秘密保持の限界：患者への配布文書…… 160
　付録 J　カリフォルニア州における未成年者のための同意と診療録
　　　　　開示に関する要件…………………………………………………… 161
　付録 K　本文中の問題への解答…………………………………………… 162
　付録 L　診療録に関する倫理規定………………………………………… 165
　付録 M　精神療法に関する法律用語集…………………………………… 168

　　文　献　173
　　索　引　177
　　訳者あとがき　179

第 I 部
精神療法における診療録管理の重要性

第 1 部は 2 つの章から構成されている。第 1 章では診療録管理に関する治療者の心構えと，患者と治療者双方の保護について取り上げる。第 2 章では秘密保持の限界と通報義務に焦点をあてる。

第1章
患者と治療者の保護

　臨床において記録を残すことは必須となっている。この章では記録を残すことが治療者のためだけではなく，患者のためにも大切であることを強調している。記録を残すことの重要性については倫理的側面と法的側面の両方から考える必要がある。診療録の提出命令を受けた場合には法的側面が最も重要になるので，提出命令への対処方法として役立ちそうな心得について検討する。関連する判例と事例を提示し，さらに思考を促すために問題点を挙げた。読者の思考を各章の範囲を超えたところに誘うことを意図して，提示した問題の解答はしない。答えの見当がつかない場合は，同僚や教師，学生仲間と議論してほしい。

　あなたは患者それぞれの診療録を残しているだろうか。診療録に何を書くべきか戸惑いがあるか。下記の例は，あなたが診療録の提出命令を受けた場合にも起こりうる可能性はないか。

　1年以上診ていた患者がいる。この女性患者は自殺の危機を乗り越え，虐待に関する悩みを解決し，親としても成長した。治療の結果，患者はそれまで1年間付き合っていた相手（婚外交渉）と別れる決心をした。あなたは患者の夫や子供たちを治療したことはない。さらに，診療録はごく簡単で見せられたものではない。治療者としての考えや対応をどうまとめるべきかについて自信はなかったが，診療録の提出命令を受けるまでそのことはさして気にならなかっ

た。提出命令は夫側の求めによって出された。夫は最近，離婚請求をしており，子供の親権を獲得するために，妻が母親不適格であることを証明したいと考えている。

　あなたが治療者ならどうするか。あなた自身の診療録の管理方法に対する自己評価はどうだろうか。記載したことの一部でも抹消したり，あるいは追記しようとするだろうか。患者に診療録の提出命令を受けたことを通知するか。診療録の書き方に関して恥ずかしく感じ，法的にどう解釈されるか心配になるだろうか。自殺や虐待，不倫の問題をどう表現したか気になるか。提出命令を受け取った場合どう対処するべきか知っているか。本書はこういった問題の解答を知りたい人には痒いところに手が届くものとなっている。
　治療者が訴えられた場合，どういう方法で診療録を管理しているかが結果を左右するということをもっとよく知っていてほしい。診療録が不適切なために訴えられることはまずないが，診療録を適切に残していないと裁判で治療者に不利な結果がもたらされる可能性がある。患者の詳細な診療録を残すことは愚行であると考える治療者もいる。しかし裁判になった場合，適切な診療録を残していない治療者は，職業倫理にもとる仕事をしていると評価される（Austin, Moline & Williams, 1990）。

診療録に対する心構え

　本書の執筆をはじめる前に，多くの治療者に診療録を残すことの意味について尋ねた。さらに，診療録を残すことが重要と考えるかどうかも聞いた。非公式な調査では患者の診療録を全く残さない大きな理由が2つ挙げられた。すなわち，診療録を残さないことが患者を守る手段であり，かつまた訴訟から治療者自身を守る方法である，というものである。多くの関係諸学会が治療者に診療録を残すように勧告しており，医療訴訟が激増しているこの時代にこのように決断していることには驚きを禁じ得ない。免許管理当局や倫理

表1.1　治療者が診療録を残すことについての反対意見

- 診療録を残さない方が患者の秘密を守りやすいと治療者が考えている。
- 治療者に記録を残さないでほしいと頼む患者がいる。
- 誰か（例えば，患者，弁護士，生命保険会社）が記録内容を問題にすることを恐れている。
- 患者が話したことを逐一書くのは不可能なので，治療中のあることが何故記載されなかったのか，診療録を残す治療者が弁明を求められるかもしれない。
- プロセスノート（患者の想像や感情，治療者の反応や仮説など）を用いる治療者もいる。「仮のメモ」は患者の診療録の一部ではなく，（患者や裁判所に）これを開示することは，治療者側のプライバシーの侵害であるという。
- 正確に診療録を残すのは時間がかかりすぎると主張する治療者がいる。
- 不十分な記録よりも全く診療録が存在しない方がよい。適切な診療録の内容とは何かわからないという治療者がいる。
- 診療録は訴訟になった場合に治療者を守るためだけのものである。誤ちを犯すつもりのない治療者には記録を残す必要がない。
- 「診療録を残さないことが患者にとって最も有益である」という主張を多くの治療者から聞いた。
- ある治療者は，診療録を残せば責任を負う，自分は誰に対しても責任を負うつもりはない，と述べた（この治療者は自分に免許を与えた州当局のことを忘れているのだと思う）。

委員会からの訴追請求が増加しているにもかかわらず記録を残すことに反対する者が存在するのである。

反対意見

　精神保健分野で働く専門家の中には，未だに精神療法の診療録を残すことに異議を唱える者がいるが，文書化した診療録を残すことに反対であると明文化したものを見つけることはできなかった。ここに述べた議論は，いろいろな治療者から口頭で聞いた意見が大半である。名前を挙げきれないほどその数は多く，診療録を残すのに反対と考えていることを知られたくない者もいる。表1.1に診療録を残さない理由をまとめた。

表 1.2　治療者が診療録を残すことについての賛成意見

- 精神保健の分野における多くの関係諸学会（例えば，ACA, APA, AAMFT, NASW）が定める基準項目に診療録は含まれている。つまり，診療録を残さない診療行為は「標準的治療」水準を満たしていない可能性が高い。
- 診療録は医療過誤訴訟に対する防御となる。
- 診療録は特定時期の患者の状態を反映するため，患者にとって役立つことがある。例えば，最近の事故による損害の賠償請求するのに，診療録による立証を必要とすることがある。
- 患者が治療を受けたという証拠になる。裁判所命令による受診を証明する，あるいは保険会社から払い戻しを受けるのに診療録を必要とすることがある。
- 治療者自身が診察できないときや別の治療者に紹介する場合に診療録が助けとなる。
- 精神療法技術を磨くのに診療録は有用である。毎回，すべての患者の診察中に出てきた重要な事柄全部を思い出すのは不可能である。患者の経過を記録していれば，適切な治療に繋がる。
- 治療者の診療行為を管理するのに診療録は有用である。
- 治療者が免許管理当局に告発されることがあったとしても，適切な診療録は治療者の免許を守る。
- 倫理規定違反であるという告発に対して，適切な診療録は治療者の味方になる。
- 治療者の判断を後から振り返って評価することができる。判断するにあたり細心の注意を払ったことが，診療録に明確に記されていなければならない。
- 健康保険会社は保険請求の審査を以前に増して厳しく行なうようになっており，過去に遡って患者の診療録が完全である場合に払い戻しを行なうようになってきている。診療録が不充分であったり存在しない場合は，払い戻しは拒否される。
- 国や州の法律で適切な診療録を残さなければならないと定められている。

賛成意見

　精神療法を行なうにあたり，適切な診療録を残す理由は数多くある。表1.2に我々が見出だした主な理由を挙げた。これは我々自身の経験からだけでなく，診療録を残すことが適切な診療行為であるとする，さまざまの資料を読み，検討した結果に基づいている。

患者の保護

　診療録を残さない一番の理由は，診療録を残すことが患者に対する守秘義務違反や秘匿特権付き情報の漏洩になると治療者が感じるというものであった。こういう治療者は善意からであろうが，患者が自分自身を守ることがで

きない，という誤った前提に立って動いている。患者には治療者に話した内容を他言されないための権利がある。患者が権利を放棄して部外者に診療録閲覧することを承諾するか，診療録の開示が裁判所から命令されない限り，診療録を第三者に漏らされることはありえない。

　患者の診療録に何を記載するかを常に意識していることにより守秘義務を貫くことが可能である。患者のことを記載する場合には常に自分以外の者が診療録を読むという前提で書く。虚偽を書かず，重要な情報のみを記載し，読むに耐えないような言葉は使わない。治療者が書いた記事を患者本人が目にした場合に，どう思われたいだろうか。

　診療録を残すことは適切な手順で治療が行なわれているという患者に対する確証になる。記録することは，行き届いた，意味のあるやり方で治療を進める方法でもある。どんな仮説を立てて経過を観たのか，処方薬剤の名前や投与量，例えば繰り返すうつ病相について話したなどといった経過を追う必要のある患者の訴えなど，扱う患者数が多くなれば，覚えていることは不可能であろう。

　患者を守るためには，治療行為を始める前に秘密保持の限界を明確にすることがいまや「標準的治療」の手順である（第2章を参照のこと）。治療者が研修医や心理士助手であれば，各担当患者の記録を指導者にチェックしてもらう必要がある。このことも，もちろん治療開始前に患者に説明しておかなければならない。指導者が診療録を読むことについての同意書に署名すれば，患者がどういう権利を放棄したことになるのか説明する必要がある。例えば，治療者が指導者に言われたことをすべて患者の記録に残さなければならないことなどである。そうすれば患者は，資格を持たない治療者ひとりで治療方針を決めるわけではないことを理解するだろう。さらに言えば，治療者が指導者から症例について指導を受ける，あるいは同僚の意見を求める場合に，治療者の手元に正確な記録があればいいと思うだろう。

　最後に，治療者が州外に引越したり死亡したりすればどうなるか。診療録が整っていれば次の治療者に適切に治療を引き継ぐことができる。

治療者の保護

診療録が適切に保存されていれば，医療過誤訴訟の結果に有利に働く (Austin, Moline & Williams, 1990; Soisson, VandeCreek & Knapp, 1987)。裁判所は診療録に記載のない医療行為は行なわれていないと判断する。簡潔明瞭な診療録は，法律家や保険会社，指導者が症例を正確に理解するのに不可欠であると考える専門家は多い (Bennett, Bryant, VandenBos & Greenwood, 1990; Soisson et al., Stromberg et al., 1988)。

また，治療者が患者の治療計画に沿った効果的治療を行なうのに診療録は欠かせない。診療録は詳細を思い出すのにも役に立つ。例えば，10回前の面接で出てきた大好きな叔父の名前を治療者が言えば，患者は敬意をもってきっちり話を聴いて貰っていると感じる。カリフォルニア州では，治療者は患者の診療録を保管するように，と法律で定められている（カリフォルニア州の健康と安全に関する法律123105条，123115条，123130条）。州により法律は異なっていても，はっきりしているのは，今日ではほとんどの州で診療を行なう者が精神科保健診療の記録を残すことを義務付けられているということである。

倫 理 規 定

標準的治療

治療者が法的義務違反を犯しているかどうかを，裁判所は「標準的治療」という物差しを用いて判断する。普通の従順な治療者なら同じような状況でどうするかを知るために，通常，裁判所は職業的倫理基準を頼りにする。この行動基準は通常，専門家の証言により立証される。

特定の専門分野で専門家であると公言する人たちの診療水準は，標準より高い専門医レベルであると見なされる。問題となっている個人が専門医であると偽っていたとしても同じ水準が求められる。所属学会や免許管理当局が専門医にどういう診療録を要求しているかご存知だろうか。規定に従わない

治療者はどうなるだろう。

専門家に対する指針

付録Lに主な精神科関連学会の定める規則の抜粋を示した。

以下の6つの学会，(a) 米国心理学会（APA; 1992），(b) 米国精神医学会（APAとの混同を防ぐために ここではAmPsyAと略す; 1989），(c) 米国カウンセリング学会（ACA; 1995），(d) 米国夫婦・家族療法学会（AAMFT; 1991），(e) 全米社会福祉士協会（NASW; 1996），(f) 集団療法学会（ASGW; 1989）は，精神保健のさまざまな分野における倫理規定を定めている。このうち4つの学会（APA，ACA，AAMFTおよびNASW）は「親」学会とされている。AmPsyAは米国医学会（AMA）の下部組織で，ASGWはACAの17の下部組織のひとつである。集団療法は精神科臨床の中でも特殊分野であるため，ASGWの規定を見ておくことには意味がある。APAの倫理規定には以下のようなものがある。*ヒトを対象とする研究における倫理原則*（1982），*心理療法を行なう人のための一般的指針*（1987），またとりわけ重要なものは，*心理士の倫理原則と行動規範*（1992）である。

法的諸問題

法律

カリフォルニア州法では精神保健の専門家は正確で完全な記録を残さなければならないと定められている。著者らは3名ともカリフォルニア州の免許を持つ精神保健の専門家であるため，カリフォルニア州の例を取り上げる。例えばカリフォルニア州では，治療者・患者間の性的虐待被害者を援助する冊子を消費者問題担当局が作らねばならない，という法律が1988年1月1日から施行された。

1990年の初めに『精神科治療に性行為はない』という冊子が発行され，カリフォルニア州の免許を持ち精神療法を行なう専門家すべて（心理士，精

神科医，社会福祉士，夫婦・家族・児童カウンセラー）に配布された。この冊子には，患者の権利章典に基づき，患者には，診断名・経過・治療方法が記載された自分の診療録のまとめを請求し受け取る権利と，他の治療者や治療機関に診療録のコピーを送るように依頼する権利が原則的に保証されていることが明記されている。

カリフォルニア州では治療者に診療録を残す義務があることは明らかで，診療録には完全な形で7年間の保存義務がある。

召喚状（罰則付き文書提出命令）

ある治療者が下記の状況にあると想像してほしい。

> 週の終わりに診療所を閉めようとしていると，バイク配達便が来た。配達人は封筒を差し出し，受け取り確認の署名を貰ってバイクで去った。封筒から，2年前に関わったある患者の治療に関する記録をすべて携行し諮問会に出席するようにという召喚状が出てきた。急に胃に違和感を覚え，仕事机に戻り診療録ファイルを探しはじめた。

この状況であなたならどうするだろうか。誰に相談する必要があると思うか。こうなる前に何をしておけばよかったと考えるだろうか。

召喚状は治療者に患者の情報を請求する最も一般的な法的手段である。診療録のコピーの提出や証言，場合によってはその両方を求められる。治療者であるあなたが事件に関連する情報を持っていると考えるに足る証拠があれば，弁護士は召喚状を請求できる。

診療録を開示する同意書に患者が署名していなければ，患者に話して患者側の弁護士から召喚状の「破棄」（取り消し）申立てをしてもらうことができる。また，治療者が自費で弁護士を雇い，同様の申立てを行なってもよい。召喚状を受け取って疑問があれば弁護士に相談すること。召喚状一枚で，事件に関係すると思われる診療録の一部あるいはすべてを請求することができる。

米国心理学会発行の心理療法を行なう人のための一般的指針（1987）項目 2.3.7 には，「検査結果などの心理学的資料は，当該心理士がデータを理解できる力を持つと認める相手にのみ結果を開示することができる」と定めていることに注意されたい。

検査結果・検査道具

心理検査会社は検査解説書や検査用紙のコピーや検査用具の開示が版権侵害にあたるという立場をとっている。開示すれば検査用具の秘密保全や完全性が損なわれ，測定用具の妥当性や価値が脅かされるという根拠に基づいている。精神保健の専門家は専門職でない者に情報を漏らしてはならないという職業倫理規定に縛られているため，逆に専門職の者に対する資料の開示に対する抵抗は小さい。

ニューメキシコ州では州弁護士会と州心理士会の会長が，ロールシャッハテストや TAT（絵画主題統覚検査）等の図版，検査用具，およびその他版権下にある用具は，請求する弁護士側の心理士有資格者に限り開示することができる，という原則を公式に取り決めている。オハイオ州法もこの立場である。

カリフォルニア州行政法第 16 章 1396 条 3 項では検査の秘密保全について次のように定めている。

　　心理士は，一般向けの講演や印刷物で，心理検査や他の評価用具の供覧や説明をしてはならない。心理検査の信頼性そのものが，あるいはその一部が，検査手法を無効にするような知識を持たずに検査を受けるという前提に基づいている。この種の検査や検査道具の利用は，取扱い方法を守る専門家に限り認められる。

診療録の提出命令を受けた場合

診療録の提出命令を受けた場合の指針を以下に掲げる。
1. 請求人の身元を尋ね，公的身分を確認する。

2. 以下の場合は請求に応じない。
    - 治療者の持つ情報が事件に無関係である。
    - 患者が診療録開示に同意していない。
    - 法的に（守秘義務あるいは秘匿特権のため）診療録開示が禁じられている。
3. 診療録が開示された場合にどういう影響があるか，そして患者はどう対応するつもりであるかについて，患者と話し合う。
4. 患者が法定代理人を立てている場合，その代理人の同意を得る。
5. 患者が診療録を読む可能性があることを忘れてはならない。
6. 以下の場合は，情報開示請求に応じる。
    - 患者が同意書に署名している。
    - 患者の法的代理人が同意書に署名している。
    - 法律上，開示が要求される。
    - 自傷他害の恐れに関する法に基づく開示である。
    - 召喚状が有効である。
    - 同意書が得られない場合，法的問題と治療者自身のあるいは患者の権利について，裁判官や弁護士に相談する。
    - 召喚状に応じることに関する患者とのやりとりを詳細に記載しておく。治療者が誰に相談したのか，また開示する根拠は何か，どういう情報が開示されたか，それぞれの日時や状況について記録を残す。
    - 法律で許される範囲内で守秘義務を果たす。

まとめ

　この章では，診療録を残すことに対する賛成および反対の論旨を示した。20年前から，専門家は治療者に対して適切な記録を残すように指導してきた。この10年間に職業倫理規定上も記録の重要性が増大してきた。診療録を残すことは，治療が実際に行なわれ，診察結果や治療計画が標準的なやり

方に矛盾しないという証明になり，治療者と患者の双方のためになる。裁判所はその分野の「標準的治療」尺度を拠り所として法的責任を追及する。下記の関係諸学会6つの倫理規定について検討した。米国心理学会（APA），米国精神医学会（AmPsyA），米国カウンセリング学会（ACA），米国夫婦・家族療法学会（AAMFT），全米社会福祉士協会（NASW），集団療法学会（ASGW）である。関係する法律問題を例示し，診療録が召喚された場合に従うべき指針を示した。職業倫理規定と州法が相克する場合は，州法が優先する。

関係する判例

ビクター・J・ホワイトリー（原告）対 ニューヨーク州（被告）
ニューヨーク訴追裁判所
290 NYS 486（1968年5月14日）

　診療録が不充分であったため，精神科患者ビクター・J・ホワイトリーのマットスワン州立病院への入院期間のうち12年4ヵ月が不当収容であるとみなされた。1945年，46歳のビクター・J・ホワイトリーはジョン・オコーナー という名前の男性をニューヨーク市内で刺した罪で逮捕された。数回の裁判所での審理の後，ホワイトリーは傷害罪を犯したことを認めた。裁判所はホワイトリーを保護観察付き執行猶予とした。州の「犯罪者処遇規定」によると，ホワイトリーの保護観察処分は1946年12月6日から3年を超えてはならない。ホワイトリーは保護観察違反を犯して，1947年4月7日に収監され，その2日後にベルビュー病院で2人の精神科医による正式な診察を受けるように命じられた。2人の精神科医は裁判所に，ホワイトリーが「精神異常のために罪の意味が理解できず，自分の弁護もできなかった」（pp.491-492）と報告した。ホワイトリーに対する診断は「慢性アルコール症者の妄想状態」であった。

　ホワイトリーは裁判所命令とベルビュー病院での精神科診察の診断に基づき，1947年5月19日にマットスワン州立病院に移管された。ホワイトリーのような形で刑に服している場合，ニューヨーク州法では「服役者は2年に一度以上詳細な精

神科診察を受ける必要がある」(p.497)。しかし，病院の診療録によるとホワイトリーは6年間に7回しか診察を受けていなかったという事実から裏付けられるように，十分な精神科的治療を受けていなかった。いくらかでも意味のあると言える診察は3回のみで，それも6年という期間の初め4ヵ月以内に行なわれたきりであった。

　1947年9月10日の病院精神科医による診断のための医局会議で，17年半にわたる全入院期間中たった一度だけ，ホワイトリーが取り上げられた。その時に報告された診断名は「妄想的傾向のある精神病質性人格を伴う精神病」であった。ホワイトリーが，近年の精神安定剤はもとより，有効性の低い昔からある同種薬剤すら全入院期間中に一度も投与されたことはなく，1959年に初めてこの種の薬剤が処方されたことが診療録から明らかになった。また，ホワイトリーは収監中，精神療法や心理検査を一度も受けたことがなかったのである。

　1961年9月8日にホワイトリーは「妄想的傾向のある精神病質性人格を伴う精神病。退院時状態：軽快」という診断でマットスワン州立病院を退院した。その後1961年9月25日にベルビュー病院で詳細な精神科診察を受け，「妄想的特徴をもつ統合失調性人格」と診断された。また彼は「知的障害，精神遅滞，精神異常」のいずれでもないと言明された。マットスワン州立病院はホワイトリーが自分自身の弁護ができる状態であったと陳述した。

【判決】

　訴追裁判所での審理が1968年5月14日に開かれたが，この時ビクター・J・ホワイトリーは68歳になっていた。ホワイトリーの主張した要件事実4件のうち2件は判事により棄却されたが，あとの2件は認容判決が下された。このような監禁から被った道徳的，精神的屈辱，患者や病院の警備員らの攻撃や暴力により受けた痛みや苦しみ，入院期間中に得られたはずの収入の損失に対して，30万ドルの損害賠償金の支払いが命じられた。

　ホワイトリーが不必要なのに入院させられていたとみなされた12年4ヵ月間の損害が主なものであった。被告は，原告に一般的治療や定期的診察を行なわず入院患者や職員から受けた暴力による外傷の治療も行なわなかったのは職務怠慢にあたるとされた。

　裁判所は「州が保管している告訴人の診療録は，診察を一度でも行なったことがあるとは認められないような不十分な記録であった」という報告を付け加えた。診

療録が一般的水準を満たしておらず，不十分な記録は，行なわれた医療行為が不充分で不適切であったという証拠となった。

デトロイト・エディソン 対 連邦労働関係局
440 U.S. 301, 313 (1979年)

これは合衆国最高裁判所が心理検査に関する秘密保持の重要性を認めた判例である。簡単に言えば，雇用主が昇進を決めるのに適性検査を使用したという例で，労働組合は検査の公正さを調査し自らの不満を正当化するために，この検査内容の開示を求めた。

【判決】
裁判所はこの検査の妥当性は証明されていて，将来にわたってこの妥当性は非公開であることで保たれるとした。

ホワイト 対 ノースカロライナ州免許管理委員会
388 S.E. 2d 148（1990年）

これは当局が，ある心理士が心理士の倫理原則違反罪を重ねていたことを摘発した例である。1979年から1982年の間，この心理士は検査用具を安全な場所に適切に保管していなかった。この心理士は患者記録を置き忘れ，患者に料金のことを伝えず，正確な請求記録を適切に保管していなかった。また彼はメモや検査結果を保管していたが，これらの記録と患者の診断のまとめに矛盾があった。

【判決】
行政審査会の結果，当局は心理士免許を永久剥奪した。この心理士は委員会の結論を覆すように訴えたが，裁判所は当局の処分を支持した。心理士は控訴し，その結果ノースカロライナ州の控訴裁判所は6件に関し違反を容認され得るとして，当局に，免許剥奪するべきか再検討するように審理のやり直しを命じた。

スジオビック 対 ニューヨーク教育省
571 N.Y.S. 2d 123（1991年）

州免許を持つ心理士が患者と10回の面接を行なうことに合意した。5回の面接

の後，患者は残りの5回をキャンセルした。心理士は保険会社に面接10回分の請求を行なった。保険会社は教育省に，この心理士が実際には行なっていない診療費の請求をしたと訴えた。

【判決】

心理士は患者の記録を適切に保管していなかったことが職業倫理違反とされ，3ヵ月の免許停止処分となった。控訴審でも，心理士は適切な記録を残していないため有罪とされた。

議論のための問題点

1. 記録を残さなければ，記録を残すより実際に秘密を保持することができるか。
2. 診療録は患者に対してどういう不利益をもたらす可能性があるか。
3. 医療過誤訴訟で，患者の要請により記録を残さなかった，と主張しても，患者が治療者の主張を否定すれば一体どういう結果になるだろう。
4. 診療録を残さないことがどういう利益を患者にもたらすだろうか。
5. 医療過誤訴訟で診療録にはどういう防御力があるか。
6. 診療録は治療者が交替したときにどういう助けになるか。
7. 診療録は治療者の技術向上にどう役立つか。
8. 倫理委員会や裁判所が診療録を請求するのはなぜか。
9. 治療に対する抵抗があったことを記録しておくのは有用か。
10. 記載した本人にしか解読できないような診療録を残す方がいいか。こうすれば守秘義務を犯さず倫理規定を遵守できるのではないか。
11. 集団療法に参加している患者が情報の秘密保持を拒否した場合はどうするか。
12. 翌日に診療録の提出を命じる召喚状を受け取った場合どうするか。
13. 同じ州の専門家宛に検査の原データを送付するようにとの召喚状を受け取った場合にどう対応するか。
14. ニューメキシコ州やオハイオ州のように，検査の原データや著作権の

あるものを保護する法律がすべての州に必要だと思うか。あなたの州にはそういう法律は存在するか。

● 事例 A

初回面接時に患者が診療録を残さないように要請した。患者は上司に薬物依存の治療をしていることを知られたくない。勤務先から紹介された治療者であることを患者は知っている。患者の嗜癖が上司の知るところとなれば間違いなく解雇されると患者は思っている。この依頼に倫理規定を犯すことなく対処するにはどうすればよいだろうか。治療開始2，3ヵ月後に患者が同様の依頼をした場合，あなたの対応は異なるだろうか。秘密保持に関する患者の権利について何を知っている必要があるか。

● 事例 B

MMPI-2 の質問表，ロールシャッハテスト図版，TAT 図版および WAIS-R の問題用紙を請求する提出命令を受け取った。治療者は弁護士に，これらには著作権がありコピーすることはできない，という返事を書いた。またこれらの原本は業務上必要である。心理検査会社と西部心理サービスの住所を教えて「これらが必要であれば自分でご購入ください」と付け加えた。この治療者の提出命令への対応についてどう思うか。（考えられる答えについては付録 K を参照）

● 事例 C

ある治療者は，患者が指示に従わなかったことや，面接予約のキャンセルやすっぽかしをしたことを記録しない。患者の非になることを全く記載しないことにしているからである。このやり方についてどう考えるか。

第2章

秘密保持の限界

　治療中に児童・成人・配偶者に対する虐待問題が出てきた場合などでは，患者の診療録の取扱いには特に注意を要する。この章では，保険会社や従業員支援プログラム（EAP），健康管理機構（HMO）に対して，診療録をどの程度開示すべきか，患者の受診記録や日記，その他の記録をどう扱うかの問題を取り上げる。さらに，診療録が召喚された場合はどうなるだろう。

　患者の秘密保持の限界について知っているだろうか。患者の権利が認められず，治療経過中に何が起こり何を話したかを，治療者が第三者に話してよいのはどんな場合か。秘密保持の原則を破る場合，その記録を残す必要があるだろうか。これまでに秘密保持の原則を破る必要が生じたことがあるか。患者が自傷他害の恐れのある精神状態にあると信じるに足る根拠があればどうするか。未成年の少女が合意の上で性交渉を持っていることを報告した場合，この患者の秘密保持原則はどこまで適応されるのか。この章ではこういった問題を取り上げる。

法律と秘密保持

　治療者には患者の秘密が保持される権利を守るために相応の予防策を講じる基本的な義務がある。法律により患者が話したことを開示しなければならない場合以外は，黙秘を貫かなければならない。

治療者と患者との間の秘密保持に関する州法には，大きく分けて2種類ある。

- <u>不開示法</u>は第三者に患者の情報を開示することを禁じるものである。第三者とは治療者の友人や患者の友人・親類を含む。
- <u>秘匿免責法</u>は裁判で患者の情報を提供することに関する規定である。患者が許可しない限り，治療者は治療経過中に知りえたことを開示してはならない。

あなたは治療を開始する前に秘密保持原則の限界について患者に説明しているだろうか。この件に関して職業上の規定があることを知っているだろうか。1992年米国心理学会（APA）の*心理士の倫理原則と行動規範*は，心理士が患者に対し秘密保持原則の限界について告知することを標準的治療の一環としている（項目5.01）。秘密保持原則の例外に関しては，州により法律が異なる。自州の法律についてわからないことがあれば弁護士に問い合わせるべきである。ほとんどの州では生命を守ることが優先される。おそらく読者は，児童虐待通報，高齢者や介護を要する成年者に対する虐待の通報，タラソフタイプの警告（第6～8章参照）が義務づけられていることを見出すはずである。さらに秘密保持原則の限界について，患者に口頭および文書の両方で告知できるように，治療者自身が理解していなければならない。

APAの業務と基準委員会は，業務上の問題を扱う委員会であるが，*診療録に関する指針*の草稿を提出し，評議委員会で1983年2月に採択された。その項目2「診療録の作成と管理」で，秘密保持原則について特に言及されているものを下記に抜粋した。

2a．心理士には診療録の守秘義務がある。心理士は心理士としての業務上，あるいは監督下にある者の業務を通じて，知り得た情報の秘密を保持するための合理的手段を講じなければならない。

2e. 実用性，機密性，耐久性が保証されるならば，診療録を保存する媒体の種類は問わない。

つまり，どういうことが求められているのか。患者の診療録を作成，保存，取り出し，移動，開示することに関して，治療者には相応の守秘義務を遵守する責任がある。データはコンピュータに保存してもよい。しかし次章で取り上げていることだが，多くのもの（例えば，署名の入った同意書すべて，患者や他の治療者から受け取った郵便物，その他の法的書類すべて）は書類として残さなければならない。また，予備ディスクも必要である（診療録を印刷しようとして，データがないことを発見した場合，どう評価されるか考えてみよう）。一方，予備ディスクを作れば守秘義務を侵す危険性は増大する。管理型健康保険では電子媒体を使って治療者が資料を送らねばならなくなるだろうと言われてきた。これは管理型健康保険側には便利であるが，守秘義務を侵すことに繋がる問題が確実に存在する。合衆国政府のコンピュータでさえハッカーに侵入されるこの時代，治療者のコンピュータ上のデータは当然危険に曝されている。守秘義務の例外をすべて取り上げて議論することは不可能であるが，診療業務上考えておくべき重要なものがいくつかあることは明らかである。

通報義務
《保護（警告）義務，別名 タラソフ》（第7章参照）
　50州のうちの約半数で通報義務について法令や判例法で具体的に定められている（Ahia & Martin, 1993）。特定可能な被害者が存在すれば（患者が治療者に危害を加えようとしている相手の名前を告げた場合など），アリゾナ，カリフォルニア，ケンタッキー，ルイジアナ，メリーランド，モンタナ，およびユタ州で精神科臨床に携わる者は，被害に遭う危険のある相手や警察に通報する義務がある。ミネソタ州では，被害に遭う危険のある相手に連絡が取れない場合にのみ警察に通報する。コロラド州では患者が被害者を殺害

する明確な意図がある，と治療者に話した場合だけでなく，その被害者を殺害することを考えていることをほのめかし，かつ実行可能であれば，治療者は被害に遭う危険のある者に警告しなければならない。コロラド州ではこれだけの情報で，被害者になる可能性のある相手に連絡する義務がある。インディアナ，マサチューセッツ，ミシガン，ニューハンプシャー，およびテネシー州では保護義務を遂行するための行動について治療者に選択肢を認めている。被害者が特定できなくてもよい，としているのはインディアナ州だけである。選択肢は3つ4つあり，州によってさまざまである（p.82）。自州の法律を知っておくことが懸命であろう。

治療者が守秘義務を侵さなければならないと定めている州では，民法上の免責規定が設けられている。カリフォルニア州民法43条92項に，危害を加えられる恐れのある被害者や司法機関に治療者が警告する法的義務がある場合が網羅されている：

a.「証拠法1010条に規定されている精神療法家に該当する者は，特定可能な被害者（ら）に患者が直接伝えた場合を除き，患者による他害の恐れを警告し，保護するのを怠ったとして，賠償責任を問われたり訴えられることはない」。言い換えれば，患者自身が被害者にすでに警告していれば，治療者に警告義務はない。

b.「上記の限られた状況の中で警告し，被害者を守る義務がある場合，被害者（ら）や警察に連絡するために妥当な手段をとれば，義務を果たしたことになる」。つまり，治療者は被害者になる危険のある相手に知らせる努力をしなければならない。電話で連絡がつかない場合は手紙で知らせる必要があるだろう。

《児童虐待》

1967年以降コロンビア特別区を含むすべての州で，児童虐待通報義務が法制化されている。メイン州とメリーランド州では通報しない場合を規定している。「すべての州で通報が民法上あるいは刑法上の罪に問われることは

ない。ほとんどの州では通報は善意に基づくものであることを必要とする」(Heymann, in Everstine & Everstine, 1990, p.148 [エバースティン＆エバースティン編『精神療法と法律』])。法に従って行動するだけでなく，治療者のとった行動を患者の診療録に記録しておかなければならない。カリフォルニア州免許を持つ治療者は，児童が虐待にあっていることを知り得た場合，もしくは疑うに足る根拠があれば，現実に可能な限り早急に電話でその児童を保護する機関に通報し，事件に関する情報を得てから36時間以内に書面（児童相談所の規定する書式）で報告しなければならない。自分自身の記録のためにコピーを残すこと。

「疑うに足る根拠」とは，治療者が専門的経験に鑑みて疑いを持つに至る客観的根拠があるということである。子供が鉄の棒で母親に殴られた，と治療者に直接訴えなくても，真相はそうだろうと不信を抱けば十分である。被害者が年少者でなければ通報義務はない。19歳の女性が父親に毎日殴られている，と治療者に話しても，これを当局に通報する義務はない。彼女は，法的には自己の意思で家を出る能力を持つ成人であると見なされる。しかし，成人患者でも「介護を要する成年者」である場合や，その加害者が現在他の未成年の子供と接触があることを治療者が知っている場合には，法的通報義務の生じる場合がある。

MillerとThelen (1987) は，通報義務を果たすことや秘密保持の限界を患者に伝えることに前向きな治療者は50％に満たないと報告している。州によって法律が異なるが，児童の安全が危機に瀕している場合は該当する公的機関に事件を通報する義務がある (p.707)。Strombergら (1988) は，年間100万件の児童虐待通報の60％は調べてみると根拠のないものであったとしている。「この分野で法律は偽陰性（通報不足）より偽陽性（通報過剰）をよしとするという価値判断を下している」(p.416) ということが重要である。

治療者が通報相手と知り合いになっておくとよい。児童相談所に赴き，信頼に値する社会福祉士と知り合いになること。通報がどう検討され，どう処

理されるかについて疑問があればその人に電話で聞くことができる。患者にその過程を説明できれば，カウンセリングの中でも治療者としての信頼を保つことができる。

《成人虐待》
　高齢者虐待を通報する義務を定めた州があることを知っているだろうか。あなたの州には高齢者虐待の通報義務があるだろうか。ほとんどの州で，高齢者とはその州に住む65歳以上の人であると定義されている。通報が義務付けられている場合，その指針は児童虐待通報と概ね同じである。

《配偶者虐待》
　カリフォルニア州法では(刑法11160条，11161条，11161条9項，11162条，11162条5項，11162条7項，11163条および11163条2項)，病院，相談所，あるいは診療所で，暴力や虐待行為による外傷や身体的被害（自傷を含む）を負った患者を診た場合や，そういう事実を知り得た場合は常に通報義務があると定められている。この場合，地域の司法当局に報告書を提出するのは治療者でも治療者以外の職員でもよく，報告に必要な情報は，(a)受傷者の氏名，(b)受傷者の所在，(c)外傷の性質と程度，(d)その傷を負わせたとされる者の身元，である。

法的義務のない報告
《保険会社，従業員支援プログラム（EAP），および健康管理機構（HMO）》
　被保険者が署名することで，保険会社による診療録の閲覧も承諾することになる保険契約書を確認しておく必要がある。つまり，患者が治療費の支払いに保険会社を使うならば，治療者に求められた一定の情報を提供することを承諾したことになる。一定の情報とは，診断名，用いられた治療法，治療計画，受診日，患者が自己負担分を支払ったかどうか，などである。診療録を直接閲覧することを患者が承諾するつもりがなくても，保険会社が診療録

に含まれる一定の情報を得ることについて患者は同意することになる。治療を開始するときに治療者は口頭でこのことを患者に説明する必要がある。

　従業員支援プログラム（EAP）は一定の情報を治療者が開示することを承諾するという契約書に署名することを患者に通常義務づけている。最低でも統計に関する情報が求められる。患者に関するより詳細な情報を要求する従業員支援プログラムもある。繰り返すが，治療者が治療を開始する前に，秘密保持の限界について初診患者に伝えることが重要である。保険会社，従業員支援プログラム，健康管理機構（HMO）が要求する情報の種類について説明しておく。正確な内容を知らない治療者は患者の保険会社に電話して情報を得る必要がある。

《患者の受診メモ，日記，あるいはその他の書類》
　患者が治療者に渡す日記や受診メモ，手紙，挨拶状，視聴覚テープや日誌などの書類を保管する重要性についても検討したい。患者の診療録が召喚されたらどうなるかについて検討する必要がある。患者はどういう対応や反応をするだろうか。治療者がこの種の資料を提出するかどうかは裁判官に従わねばならないという事実を伝えること。1987年のカリフォルニア州法では患者の個人的な書類を含めて治療者患者間の通信に関する秘密保持を保証している。

《罰則付き文書提出命令（召喚状）》
　訴訟で診療録のコピーを得る方法は召喚状の執行による。患者が訴訟に巻き込まれている場合や巻き込まれる場合を想定して，患者にこのことを知らせる必要がある（第11章，診療録の保存と廃棄）。

ま と め

　職業指針や倫理規定はいうまでもなく，多くの出版物で，記録を適切に保

存して守秘義務を果たすことの必要性が謳われている。一方,「秘密保持の限界」が存在し,治療者はそのことを初診患者の治療を説明しておく必要がある。保険会社や従業員支援プログラム,健康管理機構,召喚状,そして法的通報義務は,いずれも診療録に関する秘密保持の有効性を減弱させ得る。初めに患者が「限界」を知っていれば,保険や従業員支援プログラム,健康管理機構を使わないという選択もできる。患者の書いたもの(日記帳や日誌など)は診療録の一部として提出請求されることがあるため,治療者は保管しないほうがよい。しかし患者が治療者に直接宛てて書いた通信文書(手紙,挨拶状など)は保存しておいても差し支えない。

関係する判例

原告:シェーファー 対 スパイサー
サウスダコタ州最高裁判所
215 N.W. 2d 135 (1974年)

　原告ベティ・シェーファーは1965年7月にバージル・ドーンブッシュと離婚した。その後2人は4年間にわたり3人の子供の親権について争った(1965年にはベティに親権が与えられていた)。
　ベティは主治医である精神科医エドワード・R・スパイサーを治療者患者関係の秘匿特権侵害であるとして訴えた。被告スパイサーはベティ・シェーファーの治療を説明した宣誓供述書を提出したのである。8ページからなるこの宣誓供述書には,ベティのヒステリー症状や,3回の神経衰弱を起こすに至ったできごと,電撃療法を受けたことが記載されていた。スパイサーは1965年の離婚裁判でベティが証人として自分自身の精神状態について話したことにより,秘匿特権付情報についてのいかなる権利も放棄したことになると主張した。
【判決】
　サウスダコタ州最高裁判所は,宣誓供述書に含まれる情報をスパイサー医師が提供することに関して,権利放棄や同意はされていないと裁定した。つまり,ベティ・シェーファーの勝訴で,治療者が治療者患者関係の秘匿特権を侵害したとい

う訴えが認められた。

ドナルド・ペブスワースに関するカーシー・アニタ博士の控訴（1983年）
No.82-2726　合衆国第7管区控訴裁判所

　心理士であるアニタ博士は虚偽の患者治療記録を提出して医療保険会社から支払いを受けようとした詐欺容疑で取り調べを受けた。イリノイ州のブルークロス・ブルーシールド社は「カーシー・アニタ博士が関係するすべてのあらゆる記録」の提出命令を受けた。請求された情報の中には，アニタ博士の一部の患者氏名も含まれていた。

　ブルークロス社とアニタ博士は，記録の提出が心理士患者関係における秘匿特権を侵害することになるとして政府の請求を拒否した。

【判決】

　地方裁判所は「秘匿特権が存在するとしても，この種の記録を医療保険会社に知らせてもよいという患者の明確な委任状によって，この秘匿特権は放棄されており，保険金の支払いを求めれば記録の機密性は必ずしも保証されないと予期している」とした（p.262）。合衆国第7巡回控訴裁判所でもこの地方裁判所の判決は支持された。

議論のための問題点

1. 日記をつけている患者に，その日記が将来召喚される可能性があるので破棄するように治療者が忠告するのは違法行為だろうか。
2. 患者が計画している犯罪行為について話した場合，治療者は記録に残すべきだろうか。それとも他にしなければならないことがあるか。
3. 患者の配偶者や親が治療者に患者に関する情報を提供した場合，これも診療録に記載するべきか。これにも守秘義務があるか。
4. 患者が死亡した場合，診療録はどうなるか。
5. 罪の意識に耐えかねて，患者が2年前に犯した犯罪を治療者に告白した。これを診療録に記載するか。

● 事例

17歳女性患者が治療者に，男性の手が裸のお腹を擦る「フラッシュバック」があると訴えた。患者はこの手は自分の父親の手に違いないと思っており，子供の頃に父親が性的虐待をしたのだろうと考えている。この情報をもとに児童虐待通報をするか。診療録には何と記載するか。(考えられる解答は付録Kを参照)

第 II 部

診 療 録

第II部は3つの章から構成されている。第3章では主として「適切な診療録の内容」を網羅した。第3章で取り上げた内容は診療所や所轄官庁，管理型健康保険を扱う部署で要求されるものである。業務内容により書式は異なっているだろう。第4章では診療録の観点から家族・夫婦・集団療法について簡単に論じた。スーパービジョンや臨床教育における診療録の問題については第5章で取り上げた。

第3章

適切な診療録の内容

　精神療法を行なう上で，記録は重要であり，かつ治療者にも患者にも有用であることを述べた。診療録が適切であるという判断基準は何だろう。どういう場合に記載過剰あるいは記載不十分になるだろうか。この章では，(a)診療録には適さないもの，(b)倫理的および法的観点から，最低必要とされている患者診療録の内容とされるもの，(c)診療録が適切で治療者と患者を守ることになる最高の基準について，詳しく述べた。診療録と金銭に関わる記録は別々に保存するのが望ましいことを覚えておこう。

記録には適さない内容

　患者が治療者に渡す書類や患者に関する記事で，診療録に残さないほうがよいものがある。患者や治療者が後に見て当惑するような資料である。治療経過に本来影響せず，第三者（例えば患者の親類，弁護士，その他の専門職）の誤解を招きやすいものには以下のものがあるだろう。

- 個人的意見：患者や患者の親戚，担当社会福祉士やその他の人物に関する所見は，治療者が患者に抱く逆転移の表れであることが多い。例えば治療者の姉を思い出させるような患者に憎しみを感じている場合などである。これは治療者個人の日誌に書くように薦める。この日誌は安全な

場所に保管すること。治療者自らの反応を日誌に書くことで覚えておくことができる。こういう問題は指導者や自分のセラピストと話し合うように。このような所見を書いたものを「プロセスノート」と言う。

- 第三者の論議：患者本人が後に当惑するような内容の，第三者を中傷，誹謗するだけのものは書き残さない。もし第三者に関してどう話したかが（特に他害の恐れの場合）治療上重要であるなら診療録に記載する必要があろう。こういった会話は診断や治療方針を決めるのに役立つ。
- 取り扱いに注意を要する情報：夫婦あるいは個人の患者が性的な嗜好や空想を話しても，それが診断や治療に無関係であれば診療録に記載しない。患者が当惑するような情報が外部の人間の眼に触れることがあればプライバシーの侵害と受け取られる恐れがある。
- 過去の犯罪歴：有罪にならないために治療を求めているのでない限り記録に残す必要はない。患者が起訴を逃れるために治療者のところに来たと判断した場合，患者の意図を見抜いた根拠や疑問を抱かせた態度の記録を残す必要があるだろう。

記録に適した内容

最低限必要なもの

患者の診療録で抜けてはならない項目のリストに決定的なものは存在しない。だが，どんな診療録にも下記の項目は最低限記載されていることが望ましいと考えられる。現在使っている自分の診療録と下記のリストを見比べていただきたい。

- 身元情報
- 背景・病歴
- 診断と予後
- 治療方針

第3章 適切な診療録の内容

表 3.1 適切な診療録記載事項チェックリスト

__ 1. 身元情報	__ 9. コンサルテーション
__ 2. インフォームド・コンセント／治療方針	__ 10. 書簡および電話による通信
	__ 11. 助言／指示
__ 3. 診断のための検査とその評価／面接	__ 12. 面接予約の違約や取り消し
__ 4. 背景および病歴	__ 13. スーパービジョン
__ 5. 経過記録	__ 14. 予後
__ 6. 現在の心理学的／精神医学的診断	__ 15. 情報開示
__ 7. 現在服用中の薬剤	__ 16. 終了時の記録
__ 8. 診断	__ 17. 老人保健医療の記録

- インフォームド・コンセント
- 経過記録
- 治療終了時のまとめ （患者に関するすべての診療行為の評価を含む）

上記以外にも，法的意味を持つと考えられるもの，例えば，社会福祉士・自殺の危険のある患者・患者の親戚などからの手紙，精神科医からの診療情報提供書，召喚令状，患者が描いた絵，保険証や保険金請求書類などは，保存を要する。診療録の保存方法をどう決めるにせよ，所属する専門学会（例えば，APA, AmPsyA, ACA, AAMFT, NASW, ASGW）の基準および指針に従う。

完全な記録

　この項では，必要最低限の項目以外に，より完全な記録にするための追加項目を取り上げる。表 3.1 に我々の推奨する 17 項目すべてを表示した。すでに診療録に残している項目について簡単にチェックできるようにしてある。このリストと比較してあなたの診療録はどうだろうか。付録Bに架空例の完全な診療録を提示した。

身元情報

　APAの*心理療法を行なう人のための一般的指針*（1987）では，診療録に

身元情報を入れる必要性について説明している。これがあれば治療者や診療録を読むことを許された者が,治療を受けているのは誰か間違うことがない。患者が服用している薬剤など,治療に直接関係すると思われる詳細な情報を忘れないようにするための簡単な方法である。身元情報は一頁にまとめて記載し,下記の患者情報を入れるようにする。

- 氏名
- 電話番号（勤務先および自宅）
- 生年月日,年齢
- 社会保障番号
- 性別
- 身体的特徴
- 婚姻関係の有無
- 職業
- 学校,教育歴
- 同居している子供（年齢および氏名）
- その他の同居者（年齢,患者との関係,氏名）
- 特に興味を持っていること,あるいは趣味
- 健康保険会社,被保険者番号,会社の電話番号

初回面接を受ける前に待合室で患者に上記の情報を記載してもらうとよい。手続きがあるので15分前には来院するように言う。その際に電話で事務手続きの内容について必ず説明する。患者は言葉の読み書きができないと言うかもしれない。もしそうであれば,他の方法を考える必要があろう。

　患者自身が書類に記入すると,特に名前の誤字がしばしば生じる。保険請求書類に必要なため,正しい名前（名,ミドルネーム,姓）を書いてもらう。保険会社は請求書類に必ず社会保障番号も要求している。電話番号を尋ねる時には電話するのに好都合な時間帯も併せて聞く。常に秘密保持を念頭に置

き，治療者から電話をする時にはどう名乗ればよいのかを患者に聞いておく。患者が治療を受けていることを第三者が知っていると想定しない。電話をかける，あるいは伝言を残す場合，自分が治療者であるとは言わず，秘密保持を守るためには「医師」（たとえそうであっても）という言葉を使わないようにする。

　患者の身体的特徴は短く端的，正確に書く。他の人が治療に関わる場合，外観を特徴づける記載事項はきわめて重要である。またこういった観察記録は治療前後の評価に役に立ち，精神症状の診察の一部に活用できる。

　患者と同居している子供や他の同居者の名前を聞いておくことも，システムの枠組の中で治療を行なう場合は特に有用である。いずれにせよ，(a) 現在の問題を考える，(b) 患者にとって他に重要な事柄はないか理解する，(c) 患者との信頼関係を築くのに役に立つ情報である。

インフォームド・コンセント／治療方針

　治療が必ず望みどおりの結果をもたらすとは限らないということを含めて，治療経過中に起こり得るあらゆる危険と可能性のある成り行きについて患者に説明した上で同意が得られてはじめて，十分な情報告知に基づく同意（インフォームド・コンセント）と言える。例えば，患者の結婚生活が破綻して配偶者と別れることになるかもしれない。十分に説明し，起こり得る危険をすべて知った上で患者は治療に同意することができる。治療がうまくいかない場合，治療者は原因を究明しわかりやすくこの状況を説明する必要が生じる。同意書に署名する意味について注意深く説明する。同意は自由意志に基づくことを忘れてはならない。秘密が保持できない可能性のある場合について特によく説明するようにしたい。未成年者（未成年とされる年齢は州法により異なる），受刑者，高齢者，意識障害患者や必要な治療について理解することができない患者を治療するなど，特殊な場合には，必ず法律上の保護者あるいは親権者の同意を得なければならない。この種の書類（同意書および患者の権利書）に対する理解力を備えた患者が賢明な判断をするために，治

療に関する情報をすべて告知する必要がある。

　できれば一枚の紙にまとめた適切な書式を用意する。治療を開始する前にインフォームド・コンセントを得なければならない。この書式には同意した日付と，患者，治療者および立会人の署名が必須である。患者が理解できる言葉で同意書を準備する。書式を読み上げて口頭で説明し，質問に答える時間をとる。患者が希望すれば，コピーを患者に渡し，目を通してもらってから次回の面接日に持ってきてもらう。

　専門学会の倫理規定ではインフォームド・コンセントを義務づけており，治療者は患者の同意を書面で得なければならない。例えば全国社会福祉士協会の*倫理規範*（1996年，項目1.03，インフォームド・コンセント）では社会福祉士は患者に提供される社会福祉サービスに伴って生じる患者側の危険や権利，機会，義務について告知しなければならない，としている。また患者にそういった限界を告知した際の反応が一般的なものでなかった場合にそのことを記録しておくことも役に立つ。インフォームド・コンセントには治療方針を組み立てることも含まれている。治療方針とは問題，目的，目標，治療技術，および時間的な見通しのことである（付録D）。

　治療の種類　患者を治療するときには治療者が用いる治療理論の概要（行動療法，システム理論，人間性心理学等）について述べる。一般的でない，現在その効果について研究中の治療法（刺激療法，集団回想法，原初療法等）であれば，特に承諾が必要である。その方法が周りの専門家からどう評価されているか調べ，説明する。またその治療法が全国的に認知されていればそう告知する。

　診療時間　患者に1回あたりの診療時間（45分なのか50分なのか等）について伝える。多くの患者は60分一杯と期待しており，それより短いと怒ることがある。患者によっては1回の診療時間を2時間，あるいは週4回と設定する場合もある。

費用の支払い方法 請求方法と面接1回あたりの支払い額について患者に正確に理解してもらう。予約時間に来なかった場合の扱いなどの例外規定も含める。請求することになっているか。遅刻した場合でも1回分全額払うのか。予約した面接時間に電話診療を受けてもよいか。また治療者にかかることが患者の保険でカバーされているかを確認しておくことが，患者の責任である（とするなら，その）ことを書面で告知する。

秘密保持の限界 状況によっては秘密保持に限界があることや，他害や器物損壊，児童・成人・高齢者に対する虐待の恐れがあれば，治療者に法的通報義務があることを患者に告知する。この種の通報がどういう手段でどこに行なわれるのかを説明する。ただし，具体的なことは必ず州法を参照すること。

生活が変化するリスク 患者は治療を受ければ抱えている問題を解決するのに役に立つと信じるものだが，潜在するリスクを思い描くことは稀である。このリスクは，治療しても変化しないという程度から，離婚（つまり，患者の相手が夫婦療法に参加しようとしない場合）あるいはうつ病になるなど，さらに混乱を増大させることさえある。十代の患者では，治療の初期に行動化を起こすことがあるということを，親も知っていなければならない。患者が期待するものとは異なる結果をもたらす可能性があると知った上で治療に同意することが肝腎である。

治療者の資格 患者の抱える問題を治療するにあたっての治療者の持つ資格を患者に告げる。治療者が資格を持っているのか，有資格者の指導下で働いているのかを，患者が知らされていることが重要である。治療者の持つ専門資格や学位の内容を明示した文書で患者に告知する。治療者以外に患者の治療経過を検討する者がいるなら，そのことを患者に告知する必要がある。患者が治療者の指導者や同僚を知っていることがある。こういう場合，患者はビデオ撮影を拒否したり，特定のスタッフに治療経過を検討されるのを拒

否することもあり得る。

　評価および診断方法　検査道具を用いる予定があれば同意書にそのことも記載する。検査の目的と性質をわかるように説明し，患者がどう評価されるかを示す。記録の一部としてビデオを撮る場合も患者に告知しておかなければならない。患者はこういう資料の提出や開示を請求することができる。ただし，治療者が指導を受けるための記録でビデオテープが消去されるものであれば，患者の記録にはならない。また，以前にかかっていた治療者や治療機関から記録を取り寄せようとする場合，もし患者がそのことに同意しなければどんな結果になるかよく考える必要がある。状態評価を適切に行なうためには，患者の以前の状態を治療者が知っていることが一番である。

　未成年者の同意　カリフォルニア州民法には未成年者の治療開始前に親権者の同意（書面で得ることが望ましい）を得るべき，あるいは得るべきでない，それぞれの場合を挙げている。同意のない治療は子供に対する不法行為として損害賠償請求されたり，職業倫理違反行為として処分を受ける場合がある（民法25条8項）。付録Jに，未成年者を治療する場合，親権者や法定後見人の同意を必要とする場合の規定および例外規定についてカリフォルニア州法上の具体例を示した（民法25条9項）。未成年者は自分が治療を受けることに同意することができるが，治療者が不適切であると判断しない限り，法律は両親の関与を優先する。未成年者単独という特殊な状況下で治療する場合，両親と連絡を取ろうとしたことおよびその日時，あるいは両親に連絡をとらないほうがよいと考える理由について必ず記載しておく。

診断のための検査と評価／面接

　治療を始める前に必要な情報を得なければならない。これは通常，初回面接と呼ばれる診断面接を通して得られる。我々の調査では，診断には以下の3つの情報源が役に立つ。

- 患者の訴え　来院理由として患者が述べたことを含む。漠然とした訴えのこともあれば，非常に具体的なこともある。患者が治療者を訪ねて来た意図に基づいて治療方針を決める必要があるため，患者の述べた言葉どおりに記載することが大切である。患者が未成年者である場合や判断能力を持たない場合は，親や法定後見人の言葉をそのまま記載する。治療者の方針が患者の希望にそぐわない場合（患者は個人面接治療を希望しているが治療者は家族療法の方が効果的だと判断する等），患者の訴えはその訴えを解決するために治療者が適切な方針を確実に選んだと判断するのに役に立つ。
- 精神症状評価　もし治療者が精神科的診察をしないなら，最低限患者の見当識3項目の評価をしたかどうかについて記載する。換言すれば，自分は誰であるか，どこにいるか，そして日付を，患者が言うことができたという所見である。
- 重要な経歴　初診時，患者に尋ねておく必要のある重大な過去の出来事（自殺や他殺企図，薬物使用あるいは依存，いじめ，あるいは虐待等）がある。ただし下記に述べるように，この種の情報収集は，再診以降の面接時にしてもよい。

背景および病歴

　治療と診断を行なう根拠に病歴も含めることを強く勧める。この情報から後日治療者にとって役に立つ重要な出来事に気付く場合がある。病歴を聞くことに関して反対の立場をとる治療者であっても，現在服用中の薬剤を含む治療歴は最低必要である。ここで言う病歴を記録に残さない場合はその理由を記載し，「標準的治療」であることを証明するような，治療者のやり方を支持している文献を挙げておく。治療者が召喚あるいは保険会社から情報開示を求められた場合に，この記載が重要となる。

　病歴に含まれる一般的項目を以下に示す。

- 現在の問題　現在みられる患者の具体的な症状や問題を治療者が見極める。これは患者の訴えと一致する場合も一致しない場合もある。問題として，うつ，パニック発作，あるいは意思疎通の不足などが考えられ，この記載は治療目標を設定するのに役立つ。
- 社会的および個人的履歴　年代順に患者の経歴を書き，学校を卒業したなどの重要な出来事は，日付も記載する。犯罪歴を記録してもよいが，する必要はない。治療経過に従い明らかになったことを書き加えていく。
- 発育歴　思春期や児童を扱う場合，発育歴は不可欠である。これは診断の根拠となる。出生や発育は正常だったのか，遅滞があったのか，早熟だったのか。身体的な外傷や意識障害，発作や大きな手術の既往があったのか。
- 婚姻歴　夫婦を扱う場合は，婚姻歴を含めることが大事である。別々に聴取してそれぞれが相手との関係をどう感じているのか比較するほうが役に立つことが多い。現在の問題と関係しているように思われる重要な出来事を，発病から現在に至るまで年代順にあげるとよい。
- 身体の健康状態　患者の感じている問題が身体外傷や身体疾患と関係するかどうか見極めるのにこの情報が役に立つ。患者が身体疾患に罹患している，薬物療法中である，あるいは手術の既往がある等が治療を左右することもあるので記録を残すために記載しておくことが重要である。
- 精神科的／心理学的病歴　患者の入院歴を知っていることは不可欠である。患者が治療歴を隠し，後に事実がわかった場合はそのことも記録する。日付，病院名，またわかれば治療者（精神科医や心理士）の氏名を必ず記載する。またそれぞれの医師別あるいは入院期間別に投与された薬剤も記載する。患者がなぜ入院したのか，また，入院時や退院時に診断名を患者が知っていたかどうかも記載する。
- 薬物治療歴　薬物治療歴とは（過去および現在の）処方薬剤の名称と用量の記載である。薬剤を処方しない立場の治療者でも，薬物治療歴を知っておく必要がある（上記の精神科的／心理学的病歴欄参照）。患者が

服薬を止めると決めたことに治療者が賛成することもある。治療者は患者の問題が精神的なものであると考え，システム理論に基づいて治療した。患者は改善した。こういう場合でも「標準的治療」に鑑みると，なぜ内科的診察を勧めなかったかを記載しておく必要がある。適切な治療法を選択するために，このような場合には他の専門家の意見を求めるようにする。こういう治療は一般的な医学モデルからは逸脱しているが，家族療法的観点からは妥当性が裏付けられる可能性がある。病歴には薬物依存，摂食障害，その他の関連疾患など診断の助けになるものを含める。

- 家族歴　自殺や自殺企図，薬物使用あるいは濫用，アルコール依存，統合失調症など，特定の問題の素因が患者にあるかどうかを評価するのに家族歴は有用である。遺伝歴（世代）調査は家族歴に関する重要な知見を得る手っ取り早い方法である。患者の家族に治療を要する者を見出したり，患者家族が現在の問題を持続させている原因であることが判明する場合がある。
- 職歴　患者が安定して就労しているかどうかを知っていることは大切である。患者の生活において，家族以外で患者の味方になる人物やならない人物について知ることができる。
- 性生活　患者の抱える問題が性的な性質のものであれば記載しておくことが特に大切である。訴えている疾患を治療する資格が治療者にない場合は，患者に最低3人の専門家を紹介することを薦める。
- 自傷他害，虐待の恐れ　法的にも倫理的にも秘密保持は非常に重要な問題であるため，この3つの項目については書面で患者ごとに詳しく記録を残すことを薦める。自傷の恐れ（第6章），他害の恐れ（第7章），児童・高齢者・介護を要する成人・配偶者の虐待（第8章）についてどう評価し，どう対応してきたかを記載する。

経過記録

経過記録とは，治療面接中に起こったことを日々の記録として残すものである。経過記録の記載方法は治療者により大きな相違がある。記録する必要があるものは，(a) すべての面接の要約（いつ，誰），(b) 観察可能な情報（外観，態度，気分など），(c) 患者の反応，(d) 両親／保護者の反応，(e) 重要なできごと，である。自分の行なっている診療方針に適するものならどんな形式でもよい。次のことに特に気をつける。

- 日時と面接手法（例えば，個人療法，集団療法，夫婦療法，結婚カウンセリング，あるいは家族療法）
- 治療計画に照らし合わせて改善あるいは改善なし
- 心理的障害の重症度を客観的な言葉で描写し，選択した治療法の継続が必要であることを記載する。頻度に関しても記載する（付録C参照）。

一般的な「経過記録」例 経過記録の書き方にはSOAPと問題指向性診療録 Problem Oriented Medical Record（POMR）の2つの形式がよく用いられる。記録は簡潔に的を絞って記載すべきであるが，法的あるいは倫理的配慮を要する問題に関しては詳細になることもある。

SOAP法

S = Subjective　主観的所見
- 患者が何と言ったか
- 「先週配偶者と頻繁に喧嘩」など，その回の面接を凝縮した主題的表現
- 話題にのぼった事柄に関して大きな意味を持つ患者自身の言葉

O = Objective　客観的所見
- 面接中に見られる意味のある態度
- 観察された所見は何か
- 裏付ける／矛盾する情報（すなわち，整合性のある／整合性のない話）

- 評価に用いたもの——方法，検査，質問——結果は含まない
- 治療者の介入と患者の反応

A = Assessment　評価
- 治療者の仮説——主観的および客観的所見を治療者としてどういう筋道で理解しているか
- 家族歴の解釈——例えば，薬物やアルコール使用に関して

P = Plan　計画
- 課題
- 取り上げるべき事柄
- 介入方法

問題指向型診療録（Problem Oriented Medical Record: POMR）形式
- 情報：面接中に何を話したか
- 問題リスト：治療対象にしている問題は何か
- 治療計画：問題に関して用いられている介入方法は何か
- 経過観察と評価：これまでの介入の成否をどうやって経過観察したか，患者の経過をどう評価したか，その評価に基づき治療者として何を薦めるか

現在の心理学的／精神医学的診断

　診断をつけ治療計画を組み立てるのに（過去または現在の）評価は非常に重要である。自傷他害の恐れのある患者の場合（治療者自身以外にも）診察や意見を求めることを薦める。危険の大きい症例で薬物療法が奏効すると考えられる場合は特にそうしたい。他の治療者に意見を求めることは，治療者が診療をどう進めるかを熟慮した証拠になる。治療者が薬剤を処方することに慎重であれば，治療者の考えを支持する精神科医と一緒に仕事し患者を診察して貰うとよい。セカンドオピニオンは患者の利益のために治療者が努力している裏付けになる。治療者がしたこと，誰が何を推奨したかを必ず記録に

残す。意見や助言を書面で貰うようにし，患者の診療録に保管する。

現在服用中の薬剤

前述したように患者の病歴の記載は不可欠である。処方されている薬剤の内容だけでなく，誰が処方したのか記録する。起こり得る副作用を記載し，患者が（たいていの場合は処方した医師により）説明を受けていることも記録に残す。

診 断

文献によると精神療法家の診断の信頼性や妥当性には疑問があるとされている。職場での昇進や親権者選任審判の結果や，入院期間，患者の治療費の支払いを左右しかねないため，診断は正確でなければならない。診断に疑問があれば同僚に相談し，その同意や異論，そして診断を変えないあるいは変える根拠を記載する。

誤診が治療者の過失であるとして訴えられることがある。しかし，治療者の診断が以下の結果であると証明されれば，誤診は誤判断であり，過失ではないと考えられる：(a) 診断に疑問を抱くことが困難な状況下で下したものである場合，(b) 診断方法に異論を唱える専門家がいて，治療者の用いた診断方法が標準的であると立証できない場合，(c) 治療者が患者の状態を知る努力をしなかった場合（その患者に関わった前治療者に診療情報を求める等）。

診断を下す前に患者の病歴と経過記録を注意深く検討し，矛盾がないか確認する。診断名を書面で知らせることが患者の経過に大きく影響する場合もある。第三者，例えば患者の上司や保護監察官が診断名を知り得る立場にあることを治療者が知っている場合は特にそうである。

コンサルテーション

他の治療者に相談し専門家の意見を仰ぐことを，現在進行中の診療の一環とするとよい。「標準的治療」を行なうには他医への相談すべての記録を残す

べきである。治療が行き詰まった時にはコンサルテーションが必要となる。優れた治療水準を保つためにはコンサルテーションが最も効果があり役に立つ方法であると考える者もいる（Pope, 1990; Schutz, 1982）。

　誰でもが出入りできる場所を避ける等，プライバシーが確保された状況でコンサルテーションを求める。意見を求めた治療者名，日付，相談理由，発言内容を記録する。相談相手にその人の意見を記録に残すことも伝えておく。意見を求めた相手が自分の意見であると言われるのを嫌がった場合はどうすればよいだろう。他の人に意見を求めるべきである。

　治療者自身が，自分の治療内容に疑問を抱いたり，患者にどう役に立っているのかわからない場合は，専門家の意見を求める好機である。現在治療中の症例について同業者に相談する治療者が増えれば，訴訟問題や行政監査，倫理上の申立てを免れる者も多くなるだろう。

書簡および電話による通信

　患者に関する電話連絡や通話（社交上の接触を含む）をすべて記録に残すべきである。患者との間の，あるいは患者に関する書簡もすべてコピーを残しておく。電話の日時，何のための電話か，その通話からわかったことを，忘れずに記録する。携帯電話に気をつけること。と言うのも，この種の通信手段は守秘義務違反に繋がる危険性を孕んでいる。さらに，文書入力や経理事務を外注している場合は，外注先が扱う資料の機密を守ることを熟知していることを確認する必要がある。

助言／指示

　治療者の指示や助言に患者が従わない場合，その旨を必ず記録しておくようにする。与えた指示内容とそれに対する反応を記載する。これは「指示不履行」という診断になる。これを記録することで，(a) 治療者の過失であると訴えられた場合に患者が協力することを怠ったことを証明する，また (b) 患者が従わない傾向のある指示の種類を覚えておくことができる。治療者が

患者に今後与える指示内容を決めるのに役立ち，評価や治療の助けとなる。

面接予約の違約または取り消し

面接予約の違約または取り消しは，遅刻と同様，患者の診療録に記載すべき客観的行動である。指示に従わないことの記録と同様の意味を持つ。

スーパービジョン

どういう理由（資格取得の規定，学生として必須，勤務先の規定，あるいは保険会社の要求）であれ指導を受けている場合は，指導者が治療者に何を要求し，それぞれの症例に関して指導者が何を助言したか，指導を受けた時の記録を残しておくようにする。毎回の面接後，記録に指導者の署名をしてもらうのがベストである（この意味は第5章を参照せよ）。

予 後

患者が訴訟に巻き込まれている場合，保険会社や弁護士から予後判定を求められたり強制されることがある。研究者ら（Kernberg, 1975; Strupp, 1982; Wolberg, 1977）は症例の予後に治療者の性格が大きく影響すると指摘している。患者が治療を受けるために通院することに前向きであるかどうかもまた別の因子である。患者がどういう経過を辿ると（治療開始時に）治療者が考えたかの記載があれば役に立つ。

情報開示

治療者が患者情報や保管記録を開示したり，特定の人物に請求する場合に，インフォームド・コンセントの書式を用意しておく必要がある。記録のやり取りに関して，するべきこととしてはならないことがある。

するべきこと
- 患者のこれまでの治療録を手に入れる。治療の方向性を見極め診断をつ

けるために，治療者が（患者の同意書を添えて）診療録を書面で請求する必要がある。これを怠ると患者に適切に対応できない可能性がある。治療者のところに来る前に患者に自殺の危険があったのにそれを隠しているかもしれない。患者が治療中に自殺に成功した場合，治療歴を問い合わせていなければ，治療者の職務怠慢ということになる。
- 他の治療者や関係者に渡すために診療録のコピーを貰う権利が患者にあることを認識しておく。
- 情報を開示する前に，情報開示の同意書に下記の項目に漏れがないか確かめる。
    - 患者もしくは代理人の署名，年月日および開示の有効期限
    - 開示する側の正確な名前と何を開示するかの具体的な指示
    - 情報を開示することとその目的
    - 情報を開示する相手の機関あるいは人（住所を含む）
    - 患者が開示の同意書に署名するのを拒否した場合は，そのことを記載する
    - どの情報を開示するかについて患者に説明した内容と，患者に開示されるものについて心配はないか質問したこと
    - 患者が未成年者の場合は，本人と法定後見人または親権者の署名
    - 資料をファックスで送る場合があることを知らせ，このような通信手段の秘密保持の限界を患者に説明する。これを怠ると守秘義務違反になる恐れがある

決してしてはならないこと
- 記録の改ざん。
- 他の治療者から得た情報を開示すること。原記録保持者のみが記録に対する権利を持つ。記録を請求してきた相手には，原記録保持者から記録を求めなければならないことを伝える。

終了時の記録

治療を終結する根拠を書くことが重要である。判定方法，終結するにあたって達成された目標，紹介先（特殊療法あるいは自助グループ），診断名，患者のその時点での精神状態を簡潔に記載する。

老人保健医療の記録

1990年7月1日より，心理士に関する老人保健法では，患者が同意すれば，患者の主治医の意見を求める必要がある。患者にこの件について説明し，同意が得られたかどうかを記録に残す必要がある。精神療法を行なっていることを患者の主治医に書面で知らせる。電話で知らせた場合は，その日時と知らせた相手の名前を記録に残す。患者が治療者から主治医に連絡したり相談することを希望しない場合はそのことを記録に残す。老人保健法では主治医から治療者への紹介は必要とされない。

ま と め

この章では治療者が適切な診療録に残すべき17項目とそれぞれの項目を入れる理由について述べた。診療録管理の問題は治療の質に繋がる。適切な診療録は治療者のみならず患者にとっても利益となる。例えば，診療録を検討することによってのみ治療者の仕事を評価することが可能であり，また治療経過と患者の反応を記載している診療録は，特に治療者を交替する必要が生じた場合，継続的治療を可能とする一助となる。

関係する判例

誤 診

ケネス・ベーカーの法定後見人であるケネス・ベーカー夫人 対 アメリカ合衆国
アメリカ合衆国地方裁判所

226 F. Supp. 129（アイオワ州，1964 年）

　ケネス・ベーカー夫人は，61 歳の夫ケネス・ベーカーの法定後見人としてアメリカ合衆国に対する訴訟を起こした。ベーカー氏はアイオワ州アイオワ市にある在郷軍人病院の精神科患者として入院した 5 日後に，病院の地面から 4 メートル下のコンクリートの吹き抜けに飛び込み自殺を図った。ベーカー夫人は夫が自殺を図ったために被った損害の賠償と夫人の夫婦間の慰めの損失に基づく慰謝料の請求をした。

　原告は夫を入院させた医師が夫の病気と精神状態の診断を適切に行なわなかったと訴えた。ベーカー氏は在郷軍人病院に入院する約 60 日前からシュロック医師の治療下にあった。シュロック医師の診断書では自殺念慮が明らかに存在しているとされており，ベーカー氏の入院申込書にこの診断書が添えられていた。

　ベーカー夫人はジェームズ・A・ケネディ医師と面談し，夫に自殺傾向があり，3 週間前に家の農場の敷地内にある建物に夫が銃を隠していたのを見つけたことを伝えたと証言した。ケネディ医師は患者と 1 時間から 1 時間半面接し，入院診断書を見て患者の妻と兄弟に会った。ケネディ医師は患者には自殺の恐れが見られないという自らの所見に基づいて，ベーカー氏を 10 階の開放病棟に入院させた。開放病棟に入院したため，ベーカー氏は自由に 3 階の食堂やレクリエーション・エリアに行ったり，建物の外に出て病院の敷地を歩き回ることができた。

　1960 年 8 月 27 日にベーカー氏は病院建物のすぐ外側の地面に出て，深さ 4 メートルのコンクリートの吹き抜けに飛び込んだ。ベーカー氏は頭皮の外傷，鎖骨と肋骨 3 本骨折し，腰椎椎体損傷を負った。事故の 6 時間後に患者は脳卒中のため右片麻痺を来した。

【判決】

　この訴訟の争点は，ケネス・ベーカーを入院させた医師ケネディの誤診が過失にあたるか否かである。裁判所はケネディ医師が必要な標準的治療手順に従わなかったとした。しかし裁判所は診断が厳密な科学ではないという認識を示し，判決は被告に有利なものとなった。

北アメリカ生命健康保険会社 対 マートン・B・バーガー

アメリカ合衆国第5管区控訴裁判所，B部門
648 F. 2d 305 （アラバマ州，1981年）

　北アメリカ生命健康保険会社はマートン・B・バーガー医師に対して，虚偽および誤診があるとして訴訟を起こした。1968年から1977年までバーガー医師は複数の航空会社の精神科嘱託医であった。この期間にバーガー医師は，ほぼ154人の航空交通管制官を，職務に関連した不安および抑うつ神経症のために「就労不能」と診断した。北アメリカ社はこのうち数名の航空交通管制官の障害時所得補償保険を引き受けていた。請求数が多いため，北アメリカ社はバーガー医師に関する調査を行ない，就労不能とした同医師の診断の多くが誤りであるとした。続いてこの保険会社は航空交通管制官に支払った費用の返還を求めてバーガー医師を訴えた。ジョージア州北部地区合衆国地方裁判所はバーガー医師に業務上の過失はなかったという判決を下し，保険会社が控訴した。

【判決】
　控訴裁判所は，事実問題に関する真正な争点が存在するとし，正式事実審理を経ず下された精神科医マートン・バーガーに有利な判決を棄却した。そしてバーガー医師が故意に虚偽の情報を提出したのではなく，誤信に基づく情報を知らぬまま善意に基づき提出したのであり，これは過失にはあたらないと結論づけた。

インフォームド・コンセント

シャーリー・アンダーウッド・ダン遺産管理人フランク・J・アンダーウッド　対
アメリカ合衆国
アメリカ合衆国第5管区控訴裁判所
366 F. 2d 92（アラバマ州，1966年）

　女性（シャーリー・アンダーウッド・ダン）の父親（フランク・アンダーウッド）は，娘が前夫である航空兵（ダン航空兵）に殺害されたのは合衆国の過失であると訴えた。ダン夫妻は1955年10月1日に結婚し，1962年7月7日に別居した。その時，2人の間には2歳，4歳，6歳の3人の子供がいた。1962年7月24日夕方，ダン夫人が警察で宣誓証言し，夫人への暴行と殴打の科で夫に逮捕状が出された。

ダン航空兵は翌日逮捕され，1962年7月31日にダン夫人の離婚請求が認められた。

1962年8月8日夕方，ダン航空兵は精神病院に入院することになり，診療所担当下士官ジェラルド・グローバー軍曹が付き添った。入院時診察を行なった精神科医フリードマンはグローバー軍曹に，ダン航空兵の状態評価の参考にするため，ダン夫人から話を聞くように勧めた。

ダン航空兵が入院して1，2日後，ダン夫人はグローバー軍曹との面談で，ダン航空兵が夫人を殴打しバールで襲い掛かろうとしたこと，そして殺されかけたことを話した。グローバー軍曹はダン航空兵が「他人，自分自身あるいは夫人に危害を与える可能性がある」と考え，フリードマン医師も同じ考えであった。フリードマン医師はグローバー軍曹に，自分が病院を近くやめることになっていて，次に主治医を引き継ぐ医者に直接伝えるので，このことを記載しないように勧めた。フリードマン医師の転勤に伴い，1962年8月10日に患者ダンとその診療録すべてが精神科医エドウィン・ラーソンに引き継がれた。一方ラーソン医師は，グローバー軍曹とダン夫人の面談内容に関して全く聞かされておらず，殺人事件が起こるまで夫人が殺されそうになったことも知らなかった。1962年9月4日，ダン航空兵は入手した.45口径の自動銃で前妻を殺害した。

【判決】

合衆国地方裁判所は被告の勝訴としたが，控訴裁判所はこの判決を覆した。控訴裁判所は，フリードマン医師がダン航空兵の前妻に対する殺意を知りつつ，このことを伝えなかったのは過失であるとした。ラーソン医師がダン航空兵を退院させ任務に戻したことに関する責任は問われないとした。ラーソン医師はダン航空兵の殺意について全く知らされておらず，この種の記録が全くないことが認められた。

エセル・K・ストウァース 対 ジョセフ・ウォロヅコ
ミシガン州最高裁判所
386 Mic. 119; 191 N.W. 2d 355（1971年11月9日）

ストウァース夫人はアードモア・エイカーズでの23日間の入院治療により受けた損害賠償訴訟を起こした。ストウァース夫人は自分の承諾なく，告知も受けず，同意書に署名もしていないのに，夫が病院に電話をかけ無理やり救急車に乗せられてウォロヅコ医師に治療された，と主張した。

夫人はアードモア・エイカーズにいる間，親戚や弁護士への電話も許可されなかったと訴えた。被告はストウァース夫人が来院した時に，夫人が精神病であるとして自分とアンソニー・スミク医師が宣誓署名した後，夫人の精神異常に関する聴聞会の結論が出るまでの仮入院について裁判所の検認を申請したと陳述した。

被告は，聴聞会の結論が出るまでの間ストウァース夫人の入院を判事が命じたと主張した。裁判所はストウァース夫人に4万ドルの賠償を認めた。

未成年者の治療

ダイメック 対 ナイキスト
No. 83-1651（イリノイ州控訴裁判所，1984年9月18日）

この判例は，未成年者を治療するにあたって，インフォームド・コンセントに関する民法を遵守しなければ，治療者の責任になることを示している。ある精神科医が母親に連れられて来た9歳の少年の治療を行なった。親権を持つ父親は治療のことを1年間にわたって知らされていなかった。精神科医は母親には親権がなく，裁判所からも治療許可がないことを知っていたという。

【判決】
裁判所は，精神科医にはこの子供に精神療法を受けさせる権限はないとした。

議論のための問題点

1. 診療録の中に経過記録を残す利点と欠点は何だろうか。
2. 治療者が以前に診ていた患者から，新しい治療者に診療録のコピーを送るように依頼する手紙を郵便で受け取った。これは適切な開示に当たるか。
3. 患者の診療録に入れなければならない絶対的な必須項目は存在しないので，診療録は十分と思われるものだけにすればよいのだろうか。
4. 以前に診ていた患者から，新しい治療者に診療録の原本を送りコピーも手元に残さないことを要求されれば，その通りにしなければならな

いか。
5. 経過記録を書類でなくコンピュータ上に保管することについてはどう考えるか。
6. 書類ではなく録音テープを患者記録として保管することの利点と欠点は何か。
7. 録音記録するには，インフォームド・コンセントに署名してもらう必要があるか。患者が同意しない場合はどうするか。患者が同意を撤回し，テープの破棄を求めた場合はどうするか。
8. インフォームド・コンセントについての問題点とこの手続きを経ない場合の問題点は何か。「選択的開示」のみを行なうのは妥当か。

● 事例 A

免許を取得して間もない若い治療者が，各頁に誰のものであるのかというデータを書き「忘れて」診療録として保存していた。診療録を他の治療者に開示したとき，2つの性格検査と同じ日付の経過記録が複数組入っていたことがわかった。あなたがこのデータを受け取った立場であればどうするか。

● 事例 B

治療者が証人尋問で，診療録に治療計画が入っていない理由を聞かれ，「計画は立てた。存在しないのはなくしたからだ」と証言した。この証言はどういう結果をもたらすか。

● 事例 C

ある治療者が，「治療経過中にすべて出てくる。自然にわかるのを待つ」ので自分は病歴を聴取しない，と証言した。この病歴の取り方をどう考えるか。

● 事例 D

面接ごとの経過記録はつけず月末に一段落程度のまとめを書くことにした

治療者がいる。このやり方を法的，倫理的両観点から検討せよ。

● 事例 E

ある治療者は誰からも患者に関する先入観を植え付けられたくないので，過去の心理学的あるいは精神医学的診察結果を問い合わせたことがない。こういう行動は法的および倫理的にどういう結果をもたらすか。

● 事例 F

「治療を受けている患者の半分以上はうつ状態である」とする講演をある研究会で聞いてから，ある治療者は患者全員にうつ病の診断名をつけるようにしている。この治療者は「診断することは厳密な科学ではない」と考えている。このやり方や根拠についてどう思うか。

● 事例 G

新しい治療者に替わるべきだと考えている患者がいるが，患者はその考えに非常に抵抗を示している。この患者の診療録には何を記録すべきか。この症例は別の治療者の意見を求める好い例か。（考えられる解答については付録 K を参照）。

● 事例 H

通話記録を残す代わりに，電話の伝言メモを診療録に挟むことにしている治療者がいる。こうした記録法についてどう思うか。

第4章
家族，夫婦，および集団精神療法

　家族，夫婦，あるいは集団を対象とした治療に関わる場合の診療録の管理については，これまでの論点や言及した判例，同僚へのコンサルテーションの範囲を超えている。この章ではこの本の他の部分では取り上げていない，こうした状況における診療録管理の特に重要な面に触れる。

　以下に考えるべき問題点を挙げる：夫婦や家族を対象とした治療を行なう，あるいは集団療法を行なう場合の記録はどう管理しているだろうか。個々の患者別の診療録を作るのか，グループひとまとめの診療録にするのか。病院であれば，当該患者（identified patient; IP）の診療録に家族，夫婦，あるいは集団での面接の中であったことを記載するのが決まりであろう。たいていの場合，治療者自身あるいは別の担当者がその患者の個人面接を行なっている。診療所レベルでは，治療者自身が診療録管理の方針を固めておく必要がある。個別診療録にしていれば，診療録開示が請求された場合，開示する前に同意を求めるという通常の方針に従う。だが，グループでひとつの診療録にしていて，弁護士から診療録を請求されればどう対応するべきか。開示を承諾した患者に関する診療の要約を弁護士に渡すようにする。この要約には請求理由を添付する。それでも治療者は文書提出命令により診療録を全部提出しなければならない場合がある。

夫婦療法（結婚カウンセリング）

　プライバシーや秘密を守るためには，夫婦ひとりひとり別々の診療録が望ましい。負担は大きくなるがこうすることで患者のプライバシーを守ることができる。夫婦のどちらかが裁判所に診療録の召喚を請求しても，相手側の承諾あるいは裁判所命令により治療者が証言する場合を除き，相手側についての記載内容の秘密は保持される。常に2人一緒に面接している場合でも，本人以外の目に触れるのにふさわしくないような，夫婦どちらかに関する仮説や推定事項を記載している可能性がある。

家族療法

　家族療法で重要な役割を担っている家族構成員それぞれの診療録を別々に作るようにする。自分自身が積極的に治療に関わっていて他の家族のために参加しているのではない，と考えている者が重要な役割を果たす。万が一家族の1人が診療録を召喚請求しても，閲覧可能なのは請求者本人に関する情報のみになる。

　家族全体で診療録一組を作ったとすれば，この診療録の所有権は誰にあるのだろうか。幼児や思春期の子供の親には当然自分の子供の診療録を見る権利がある。しかし，成人の家族を診ている場合，家族全員に診療録の閲覧を可能にするべきだろうか。これはプライバシーや守秘義務の見地から賢明なこととは考えられない。治療者自身の胸に聞いてほしい：家族の1人について記載したことを，本人以外の家族に読んでもらいたいと考えるだろうか。もし答えが「否」であれば，家族ひとりひとり別々の診療録を残しておくべきである。

集団療法

　同じ治療者が集団療法に参加している患者の個人療法を担当している場合は，患者別の診療録の中に他の患者の素性がわからないように集団療法の記録を書く。集団療法を外部から紹介された患者で行なっている場合は，そのグループの診療録をひとつ作ればよい。毎日の経過記録には各個人の名前と下記項目を記載する：

- 治療への同意書
- 各参加者の背景や紹介元からの情報に関する問診票
- 患者の治療目標
- 各患者に冠された診断名
- 目標を達成するにあたり直接関係のある患者自身の言葉
- 患者の経過についての評価

　記載は短く簡潔にする。自傷他害の恐れなどの「秘密を保持すべき」情報については，話したこと，治療者がその状況にどういう対応をしたか，そしてそれに対する患者の反応を追記する。本書で提案している事柄はいずれも，個人だけでなく夫婦，家族，集団で行なう治療についても当てはまる。

関係者との面談

　個人療法の経過中にその患者にとって重要な関係者（配偶者，祖父母，あるいは身内）と面談することがある。このような場合は別の用紙に記載し，付帯データであることが明確にわかるように示す。その関係者を治療しているのではないので，その人に治療の同意書への署名を求めたり，面談についての治療費を請求することはない旨を説明し，説明した事実を記録に残す。

まとめ

　夫婦，家族，集団療法の診療録についての規定や法律は存在しない。どういう形式にせよ，治療者は患者の安全とプライバシーを常に念頭に置いておかなければならない。以下の事柄を自問自答してみよう：(a) 診療録に記載する必要のある情報だろうか。(b) 家族全員あるいは夫婦双方に読んでもらいたいと思うような記載内容だろうか。(c) 診療録が将来どうなるか予測できるか。(b) と (c) に対する自分の答えが「否」であれば，診療録は患者別に管理すべきだろう。

関係する判例

ギティ 対 カンディラキス
821 S. W. 2d 595（1991 年）

　一組の夫婦が1年余にわたり心理士による夫婦療法を受けた。個別に面接したことも数回あったが，大半は2人同席での面接だった。離婚訴訟になり，夫側の弁護士が秘匿特権を理由に反対したため，判事はこの心理士に対して2人同席で面接したことのみについて証言するように命じた。証言にあたって心理士は個別面接で扱った問題かどうかを思い出すことができず，いくつかの質問に答えることを拒否した。妻が離婚を勝ち取った後，夫は守秘義務のある情報を開示したとして心理士を訴えた。

【判決】
　第一審裁判所は訴えに当たらないとする心理士の申立てを認めたため，夫側が控訴した。控訴裁判所はこの心理士が証言拒否すれば法廷侮辱罪に問われるため，心理士を訴えることはできないとした。

ジェームス・W 対 高等裁判所
21 Cal Rptr. 2d 169（1993年）

　8歳の少女が，トイレに行くと痛みを感じると訴えた。診察を受け少女が性器や肛門に悪戯を受けたと診断された。少女は男が寝室の窓から入ってきて自分を傷つけたと話した。病院職員と刑事は少女の父親を性的暴行罪で告発した。保護請願申請により少女は養親に引き取られ，家族は精神療法家を紹介された。初回面接でこの治療者は父親が暴行したと非難した。

　家族はこの治療者を訴えた。治療者の非難が父親を有罪にしようとするその後2年半にわたる一連の動きのきっかけとなったと申し立てた。治療者は児童虐待および扶養義務違反通報に関する法律に基づき免責されると反論した。

【判決】

　カリフォルニア州控訴裁判所は，この治療者がその後2年半にわたり少女に父親を犯人と証言するように強要したと結論を下した。治療者による強要は，緊急性がなくなったずっと後に，しかも当局が現に関与して，父親の取調べや起訴が済んだ後に行なわれたのである。したがって，この治療者の行為は児童虐待通報令により保護されるものではない。

議論のための問題点

1. 家族や夫婦を一緒に面接した場合の記録はどうするか。
2. 家族や夫婦の診療録を開示する際のあなたの方針はどういうものか。
3. 夫婦面接を行なったことがある患者の診療録を1つにしている場合，その診療録を患者の配偶者がかかっている精神科医に開示するのに抵抗はあるか。
4. 子供の親権を獲得するために訴訟を起こしている患者の家族全員を家族療法で面接したことがある場合，裁判所に出廷し診療録を開示するか，それとも訴えを起こしている患者のために証言するか。
5. 集団療法を受けている患者が，集団療法中に名誉毀損をされたと他の

患者を訴えて、その患者の診療録を請求した。グループ内での守秘義務はあるか。これに対する答えによっては診療録管理方法を考え直すだろうか。個人別診療録とグループ別診療録について考えること。

● 事例 A

1年にわたりある夫婦の面接をしてきた。夫が妻のいないところで治療者に、自分は HIV 陽性だが、それを妻に言うつもりはないと打ち明けた。2,3ヵ月後この夫婦は別居した。妻が子供の親権を獲得するために診療録を請求した。夫は妻に開示することを承諾しなかった。あなたが治療者ならどうするか。夫婦別々の診療録を作っていれば、結末は違っていただろうか（考えられる解答については、付録 K を参照）。

● 事例 B

1年にわたり診てきた家族がいる。初めは両親が12歳の娘を連れてきた。治療初期にこの娘が治療者に学校での親しい友達について話し、その内容を両親には内緒にしてくれと言った。秘密にしておいてほしい、と頼むのは治療者が信頼できるかどうか試しているからであると考えた。治療者はこの思春期の患者との信頼関係を築きたいと思い、またこの話は治療目標には重要でない事柄であると考えたので、両親には最後まで明かさなかった。治療の焦点が子供から夫婦関係の問題に移り、その結果子供に改善がみられた。ところがこの夫婦が離婚することになり、夫が診療録を請求した。あなたが治療者ならどうするか。思春期の子供が友達について話したことを記録に残しただろうか。家族ひとりひとり別々に診療録を作っていただろうか。

● 事例 C

6ヵ月にわたりある家族の家族療法を行なってきた。父親が単独で治療者に会いたいと言ってきた。治療者は父親と個別面接する前に、秘密は作らないと家族に説明した。父親は秘書に惹かれており、肉体的に彼女に惹かれて

いるのを何とかしたいと助けを求めてきた。父親は妻を愛しており，秘書への気持ちに対して妻がどう反応するかわからないという。母親は自尊心を高めることを目標とした治療過程にいるので，このことを言わないほうがよいと治療者は考えた。治療が終結し，母親は自尊心を高く持てるようになり，父親はこれまでとは違ったやり方で妻を支えることができるようになった。さらに，この父親の浮気心も消えた。2年後，息子（家族療法に参加していた）がうつ病で入院した。両親は息子の診療録を請求した。あなたが治療者ならどうするか。診療録を個別に管理していたか。診療録を開示するにあたってどういう方針に従うだろう。

● 事例D

8ヵ月間ジョン氏を集団療法で診てきた。ジョン氏は治療の終結を決めた。ジョン氏の弁護士が治療者に連絡してきて，差し迫った裁判にジョン氏の診療録を開示することについて本人の同意を得ていると言う。治療者としてどう対応するか。

● 事例E

精神療法を受けている患者が頻回に妻を連れてきて，治療者に妻1人での面接にしてくれと頼んだり，自分の治療に妻が同席するように強いる。2人とも治療についてのインフォームド・コンセントには署名していない。夫あるいは妻の態度から同意しているものと見なしてよいか。

第 5 章

スーパービジョンと研修

　スーパーバイザーや指導者などの第三者が読む記録をどうするかという問題を臨床場面で取り上げることは稀である。*心理士の倫理原則と行動規範*（1992）では，指導者は研修生が十分に遂行できるような業務を任せるべきであるとしている。また，指導者には研修や指導を適切に行なうことが課せられており，業務が確実に，十分かつ倫理的に遂行できていることを，段階的に確認しながら進めなければならないとされる。
　患者は治療者以外の臨床家が治療者を補助していることを知っているかもしれないが，指導者が患者の診療録を読まなければならないということもわかっているだろうか。ここにはどういう問題があるか。指導者は研修生の書いた診療録を読み，この診療録に連名で署名する必要があるか。指導者が研修生の診療録に注釈を記さなければならないことがあるか。次のような場合，指導者は適切な指導を行なったと考えるか。

　指導者はカウンセラー実習生にミッチー家の件を児童相談所に通報するように言った。実習生は指導者に無断で通報を見合わせた。実習生はこの家族の面接をさらに1年間続けた。この頃児童相談所は学校カウンセラーからミッチー家の通報を受け，指導者にこの症例の通報をしてこなかった理由を問い合わせてきた。指導者は驚いた。この場合，指導者はどうすべきだったか。あなたならこの場合どうしただろうか。また記録はどう残しただろうか。

カリフォルニア州では，心理士助手が臨床に携わる時間の50%以上はそこで診療している資格を持つ心理士あるいは精神科専門医の監督指導下に置かれていなければならない。また，指導者は最低1週間に1時間，個別に1対1で指導する時間を取らなければならない。しかし，夫婦・家族・児童カウンセリング実習生や研修生にはこれは当てはまらない。1995年1月1日以降，実習生（修士をもたない者）であれば患者と5時間接するごとに，また研修生（修士を持っている者）であれば患者と10時間接するごとに，1時間の個別指導あるいは2時間の集団指導が義務付けられている。指導者は，(a) 心理士助手が行なう限定された範囲の心理士業務に責任を負い，(b) 限定された範囲の心理士業務が心理士助手の教育や経験に適ったものであることを保証し，(c) 法律上の規定や委員会の規則を助手が遵守していることを監督し，(d) 助手が業務を始める前に，助手には資格がなく指導下で診療行為を行なうことを各患者に書面で告知しなければならない。

さらに，カリフォルニア州で心理士助手を指導する者は下記の事項に従わなければならない。

- 指導者は心理士助手の実施する心理療法すべてを行なう能力を持っていなければならない。
- 助手は所得税法で規定された，指導者の被雇用者でなければならない。
- 助手と家族関係や個人的関係があってはならない。
- 1995年1月以降，1年を超えて同一人物を指導してはならない。
- 助手の雇用関係終了後30日以内に心理士免許管理当局に届け出なければならない。
- 受容できない行動や診療行為を網羅した契約書を助手と交わさなければならない。
- 助手と症例検討を定期的に行ない，助手の記載した診療録を検閲して，患者の診断を確かめ，患者に自殺や他殺の危険を示す兆候や，助手に対して性的感情を抱いているような兆候がないか，注意を払わなければな

らない。

　心理士免許管理当局も以下の勧告を行なっている。(a) インフォームド・コンセント告知文書に，倫理規定で求められる最低5つの項目を明示する，(b) カリフォルニア州法に定められた守秘義務の例外について患者に説明する，(c) 初診時の患者の病歴をとる，(d) 仲裁条項を含む患者との契約を結ぶ。
　心理士研修生を指導する場合，指導者が研修生の診療録の内容について知らされていることが不可欠である。この勧告には多くの考慮すべき点があり，中でも適切な診療録管理技術が重要であるというのは近年の訴訟社会においては事実である。他に考慮すべき事柄として下記の点が挙げられる。

- 指導者は患者の福祉に対する法的責任があり，患者の診療録の内容についての責任を負うということも理に適っている。
- 指導者としての役割を果たすためには，研修生の記録を検閲するのが手っ取り早い。すると，研修生が患者にどういう対応をしているか，また設定した到達点や目標に向かってどう進んでいるか，より明確に把握できる。
- 研修生の患者が裁判になった場合，注意深く適切な指導が行なわれていた跡を示す診療録でなければならない。さらに，指導者が指導上，診療録を十分読んでいれば裁判で証言を求められても困らない。
- 秘密保持が問題となること（自傷他害）が診療録に記されている場合，指導者は研修生がどうこの状況に対処しているのか確認できる。
- 指導者は診療録を読むことで診断上の誤りや考えられている仮説を知ることができる。
- 指導者は研修生が診療録を的確に記載しているかどうか確認できる。

　研修中の治療者の記録を定期的に検閲することは，患者や研修生，ひいて

は指導者自身のためになる。指導者が患者を見守っており指導者の義務を知っているということが記録からわかれば，それは患者のためになる。研修生が患者の経過を綿密に追い，患者のために働いていることを示す記載内容であれば，指導者のためになる。さらに，州の免許管理当局の要綱に定められた通り，研修生が指導者の指示に従っているという証明にもなり，研修生のためになる。指導期間中，指導者は下記の仕事をすることになっている。

- 研修生の記録を毎週確認して署名を残す。
- 指導者に相談したこと，指導を受けた日付，あるいは指導の未実施や中止になったことを，研修生が診療録に記載しているか確認する。
- 問題が生じれば，指導の中でどう話し合われ，解決されたかを記録に残す必要がある。
- 研修生が指導者の指示に従わなかった場合には，この事実も，状況がどう解決したかという要約と共に患者の診療録に記載する。

指導者は，決まった枠組みに従って指導を行なわなければならない。例えば下記に挙げるように，決まりに従って行なったことも患者の診療録に残さなければならない。

- 指導者，診療所，あるいは研修生の所属する学校が発行する契約書。この契約は通常，指導者／診療機関と，学生／学校あるいは研修生との間で締結され，関係者すべての署名がなければならない。
- 録音やビデオ録画，誰が患者を観察するか（指導者あるいは学校の実習指導者，および当該学生），どういう頻度で症例を検討するか，誰が基本的にその患者の責任を持つか，などの指導の過程について，患者に告知した同意書。この書類には関係者全員の署名が必要である。
- 指導者と患者との面談の記録，およびその面談の結果。

まとめ

　指導者は研修生の記録を定期的に検討することの重要性を忘れがちである。指導者は研修生の残した記録を自分自身の記録に準じて扱わねばならない。研修生の記録が不十分であれば，診療録として十分な記録を残す方法を研修生に指導する時間を費やす価値がある。

関係する判例

コーエン 対 ニューヨーク州
382 N.Y.S. 2d 128（1975 年）

　1 年目の精神科研修医が，自殺の危険ありと記載されている患者を退院させた。退院した日にこの患者が自殺を図った。裁判所は指導を受けていなかった研修医には死亡した患者を的確に治療をする技術も判断力もなかったとした。本来，研修中の治療者が下す重要な判断は，指導者が検討し，必要であれば変更しなければならない。

議論のための問題点

1. 指導者はどれくらいの頻度でカウンセラー実習学生の担当する患者の記録を読むべきか。カウンセラー実習学生が 1 週間に 15 人の患者を担当しているとしたらどうか。
2. カウンセラー実習学生が担当している患者とその診療録の内容については，基本的に責任は指導者にあるか。
3. カウンセラー実習学生が判読可能な記録を書くことができない場合，指導者はどう対処すべきか。
4. カウンセラー実習学生が患者に対する介入の方法について指導者の考えに同意しない場合，このことをどう記録に残すべきか。

5. カウンセラー実習学生が指導者の指導内容が非倫理的，あるいは違法であると思った場合，このことを記録に残すべきか。
6. 患者に関して，学校の指導者と診療機関の指導者との指示内容が異なる場合，実習学生はどうするべきか。このことを記録に残すべきか。

● **事例**

実習学生が指導者に患者と性的関係を持っていることを打ち明けた。指導者はこのことを患者の診療録に記載すべきか。患者の診療録に指導者は何を記載すべきか。実習学生はこの診療録に何か記載すべきだろうか。指導者はこのことに対する責任を負うか。指導者は患者と面接してこの状況について話し合うべきか。指導者は免許管理当局に連絡をとるべきか。

第Ⅲ部

安全に関する記録

この部は3つの章からなる。第6章では自傷の恐れについて，第7章では他害の恐れ，第8章では虐待の問題について取り上げた。

第6章
自傷の恐れ

　この章では自傷の恐れに関する話題と，自殺の恐れのある患者を扱う場合に十分な記録を残すことがいかに重要であるかについて取り上げた。治療に携わる者の中には，患者の生命を可能な限り守ることが職業上の義務であると考えている者がいる一方で，患者の行為の責任は患者にある，と主張する者もいる。自殺についてどちらの立場をとるにせよ，重要な問題は次の通りである：治療者は危険を予知していたか，あるいは予知しておくべきであったか。患者の自殺を未然に防ぐための十分な対策を講じたか。自殺の恐れのある患者について，生命への危険の度合いを評価し，適切に対応して記録を残す「標準的」手順を身につけているか。

自殺の危険性の評価

　自殺の危険性を見極めることは精神症状評価の一部である。精神症状評価は行動，思考，気分，検査，症候学の5つに大別できる。希死念慮の評価はこのうちの思考に焦点を当てることであり，具体的には思考内容を尋ねることである。文字通り患者に，どういう事柄について考えていて，希死念慮があるのかどうかを尋ねなければならない。治療者には，患者が自殺する危険性を見極めて，自殺企図に介入を行ない，防止策を講じ，予防する合理的な治療上の対応をする職責があるとする判例がしばしば下されている。

自殺する危険性を見極める際に考慮すべきいくつもの危険因子がある。患者が自殺を実行するかどうかを確実に予測することはできないが，自殺する危険性をどう評価すればよいかに関する知見は，研究論文から豊富に得られる。

　初診の問診で自殺についてすべての患者に尋ね，この質問に患者がどう答えたかを診療録に記載することが望ましい標準的診療である。誰に対しても尋ねる決まった質問項目がある，と説明して問診を始めるとよい。まず「これまでに落ち込んで元気をなくして死んでしまおうと考えたことがありますか」と単刀直入に聞くとする。もし患者が「あります」と答えた場合，さらに突っ込んで患者が現在も希死念慮を抱いているかどうか，自殺の計画や手段，以前に抱いた希死念慮の詳細，以前の自殺のそぶりや自殺企図，自殺を思い止まった手段（例えば，誰かに助けを求める，あるいは逃亡する）などを聞く必要があるだろう。

　経験の浅い治療者の多くは自殺に関して誤った先入観を持っている。もっとも困るのは「自殺について考えたことのない患者に自殺について聞けば，患者の頭にその考えを植え付けることになり，自殺の危険性が高まる」という思い込みである。他には「自殺に関して尋ねれば，かなりおかしいと思われているか，治る見込みがないので死んだほうがましだと思われている，と患者が受け取る」という思い込みもある。現実には，自殺について患者に質問しなければ，自殺を防止するための介入を行なう機会を失う。

自殺傾向の予測

　治療経過中，患者が自殺を考えている可能性を示す見逃してはならない手がかりがいくつかある。まず，中等度から重症のうつ病患者には自殺の恐れがあると考える必要がある。次に，最近生命に関わる危険な行為の見られる患者は合図を送っていると考える（危険な道路で単車を高速走行する等）。第3に，死に関する抽象的あるいは哲学的な考えを話す患者は，希死念慮の危険信号を送っていると考える（「私はいなくなるから，彼が私のことをもう心

配する必要はなくなる」等)。第4に,行動上の合図を送っていることがある(大切にしていたものを最近すべて処分した等)。患者の自殺傾向についての予知義務を果たさなければ法的あるいは職業上の制裁を受ける可能性がある(下記の診断上の過失の項参照)。

自殺傾向のある患者と法律

自殺傾向のある患者を診ている際に治療者に関わってくる法律上の問題は3つある(Ahia & Martin, 1993):自殺幇助,診断上の過失,そして遺棄である。

自殺幇助

第1に,治療者が患者の自殺遂行に何らかの形で寄与したかという問題である。職業上の義務を故意に無視したのか。カリフォルニア州では患者が自殺をほのめかした場合,タラソフ判決および民法に定められるような法的通報義務はない。しかし,ベラー対グリーンソンの控訴裁判での判決によれば,ほのめかされた自殺を防ぐ「妥当な手段」を講じる法的義務があるとされている。カリフォルニア州証拠法1024条では下記のように定められている。

> 患者が自傷他害の恐れのある精神あるいは感情状態にあって,面接内容を開示することが危険を防ぐのに必要であると治療者が考えるに足る根拠[傍点は著者らによる]があれば,秘匿特権は適応されない。

患者に自殺するように指示したり(逆説的介入として行なったものであっても),薬物乱用を助長したり,患者に自殺に用い得るものを渡したりすることは,自殺幇助と見なされる。カリフォルニア州刑法11160条では次のように定められている。

健康保健施設，病院，あるいは診療所に勤める専門職の者は何人も，専門能力の範囲で，あるいは職務上，患者が以下のような状態にあると知った場合，あるいは疑うに足る根拠があれば［傍点は著者らによる］即座に通報しなければならない…［すなわち，当該地区の警察当局に］：自傷他害に関わらず外傷やその他の傷が刃物，銃，その他の致死的な武器による受傷者。

責任義務に対する防衛　自殺を防止するために妥当な手段を講じることが守秘義務違反になる可能性がある。現在は，「最近行なわれた調査では，自殺の危険のある人間の生命を守るために守秘義務違反を犯した精神療法家やカウンセラーを訴えて勝訴したケースはない，とされている」(VandeCreek & Knapp, 1984, p.51)。しかし，患者の生命を守るための標準的手順に従わなかったために精神療法家が敗訴した例はある (Austin et al., 1990)。患者が自殺を図る可能性が高い場合，治療者には患者の行動を「抑えるため」に具体的に対処する責任がある。患者の診療録に治療者のとった一連の対応策について記載しておくことが特に重要である。治療および予防措置について明確，具体的，客観的に記載しておけば，責任義務を問われたときのよい防衛材料になる (Austin et al., 1990)。治療者の介入に対する患者の反応を記載しておくことも重要である。自殺を図らない旨患者が治療者に同意したことを記載した契約書には，日付と患者・治療者双方が署名し，診療録に保存しておく。自殺の危険のある患者症例を検討するために，必ず他の治療者と会って相談する機会を持つようにする。「患者にとっての重要人物」に患者の自殺の可能性を伝える場合は，必ず患者に先に伝え，そのことを文書に残しておく。

　患者との治療関係を終結する際には，患者が僅かでも自殺を考えているかどうかを必ず尋ね，患者が希死念慮を否定したことを記載しておくべきである。精神科の入院治療を受けていた患者を退院させる前には，こうした記録は不可欠である。

診断上の過失

自殺の危険がないと診断した患者が自殺を図った場合，治療者は診断上の過失責任を問われる可能性がある。裁判では患者が自殺する危険性を見極めるのに，患者背景（年齢，性別，人種），社会的，心理的素因を一連の危険因子とみなされる：

- 直接的（「自分を撃つつもりだ」等）あるいは間接的（「自分がいないほうが家族のためだ」等）言辞による警告
- 計画の存在（特に具体的で致死的手段を意図し，患者にとって容易に実行できるもの）
- 自殺企図歴（Pope, 1985 によれば，自殺完遂者の 80％が過去に自殺しようとしたことがある）
- 自殺に関する家族歴
- 希死念慮の出現頻度
- 希死念慮の特徴
- 診断：うつ病，薬物またはアルコール乱用，統合失調症，内因性感情障害，外傷後ストレス症候群
- 背景因子：年齢―思春期および 45 歳以上の人で危険が増大；性別―女性の自殺企図回数は男性の 3 倍にのぼるが，男性の自殺完遂率は女性の約 3 倍；人種―アメリカ合衆国では白色人種で最も多い；宗教―ユダヤ教徒やカトリック教徒よりもプロテスタントで高率；婚姻状況―危険性が高い順に，別居中・離婚・死別＞未婚＞既婚；社会的支援―独居，社会的支援の欠如；雇用状況―失業中あるいは退職後
- 行動パターン：衝動性，自傷傾向，硬直した思考，孤立，生活の立て直し過程，持ち物整理，成績の低下，仕事への無関心あるいは能率低下，危険を犯そうとする行動，事故（自殺企図を隠している可能性あり）
- 前駆するできごと：うつ状態が最近改善した，大切なもの（職，友人，家族，身体的能力）の最近の喪失体験あるいは喪失体験の記念日（「記念

日反応」），適当な対処法を持たないままの生活上の大きな変化（良いものも悪いものどちらでも），精神科入院歴，過去半年から1年以内の退院（週末外泊や退院後に最も自殺の危険が高い）
- 身体症状：頑固な不眠；最近の外科手術や出産；制御不能な疼痛；希望喪失，無力感，消耗感の存在；食欲の大きな変化（減退あるいは増進のどちらでも），身体的外観の劇的変化

自殺の危険を見極めるにあたり，考慮に入れた危険の種類とその警告徴候を，患者の診療録に記載しておくことが非常に重要である。また希死念慮（例えば，「ときどき，眠ってそのまま眼が醒めなければいいと思う」），自殺念慮，死ぬつもりのない自殺の素振り，致死的ではない自傷行為（例えば，皮膚を切ったり焼いたりすること），具体的計画のある自殺念慮，自殺企図のいずれであるかを鑑別し，かつ，鑑別内容を記載することも有益である。

子供が自殺する危険性を見極めるにあたっては，計画や企図の致死性についてその子供がどう理解しているかを尋ねることが重要である。例えば，アスピリン4錠の「大量服用」が致死的であると思い込んで服用する子供がいる一方，死のうとしてではなく，怒りの衝動的な表現として薬を一瓶全部飲んでしまう子供もいる。

遺 棄

自殺傾向ありと判断された患者の治療を治療者が急に終結したり，緊急対応しない，あるいは治療者の休診日に代診の段取りをしないなどの，患者に対する不始末は治療遺棄と見なされ，医療過誤訴訟を起こされる恐れが大きいだろう。治療者が患者の緊急事態に際してどのような対応をしたのか（電話をかけ直した時間と内容，患者の入院手続きを取り，入院した患者に連絡を取り成り行きを確認した等），そして治療者の休診日にとった代診の段取りを明確に文書に残しておくことが重要である。代診の段取りとは，治療者の代わりに待機してくれることに同意した治療者の名前と電話番号，または

その地域の精神科医療施設の名称と電話番号を伝えることでもよい。また緊急の場合には119番通報の選択肢もあることを言ってもよいだろう。

まとめ

自傷傾向のある患者を診る際には，自州の法律を遵守するのはもちろんのこと，治療者の所属する勤務先の明文化された決まりに従うことが重要である。患者の自殺の恐れに対しては過剰反応も反応不足もいずれの場合も訴えられる可能性がある。治療者は患者の緊急の場合に対応するものと期待されている。したがって，治療者に1日以上連絡がとれない場合は，緊急の場合に対応する代理の者の手はずを整える必要がある。また，患者に伝えた情報の内容を確実に記録に残しておく。

関係する判例

控訴人：ウィリー・イーディ相続人ら 対 被控訴人：ジャコブ・B・アルターら
最高裁判所控訴部二課
380 N.Y.S. 2d 737（ニューヨーク，1976年）

1975年4月3日ニューヨーク州キングス郡最高裁判所は不当な死と疼痛の自覚および苦痛による損害賠償を求めた原告の提訴を却下した。後に原告は控訴し，1976年3月8日に再審理となった。自殺の恐れのあった患者が自殺を完遂したのは患者を厳重に管理拘束しなかった統一病院の責任であると訴えた。控訴人側の故人は統一病院に1969年10月18日，気管支炎のために入院した。4日後の午後11時50分から故人は「非常に神経質な」態度を取り始めた。10月23日午前1時30分頃，病室でのひと騒動がもとで同室者は移室した。診療録には研修医が「患者は神経質になってきている。全身を震わせ，同室患者を道連れにして窓から飛び降りようとした」(p.739) と記載した。この事件が報告された約10分後に患者は自室の窓から飛び降りて自殺を完遂した。

【判決】

最高裁判所控訴部はもとの裁判所決定を破棄し，被控訴人である統一病院は自殺した患者をより注意深く監督する義務を怠ったとして原判決を覆した。患者が約10分前に窓から飛び降りようとしたという病院研修医の記載は，「患者の精神状態に自傷の恐れがあることを明白に表わしており，証言を合わせて考慮すると，報告された事件後，患者の行動抑制が不十分であったと認められ，病院に責任があるという申立てどおりと見なされるに十分な証拠である」(p.737)。

原告・控訴人：メラニー・ベラー および ロバート・N・ベラー 対 被告・被控訴人：ダニエル・P・グリーンソン医師
控訴裁判所第一管区分室（カリフォルニア，1977年）
141 Cal. Rptr. 92

メラニーとロバート・ベラー夫妻は娘を自殺で失った2年後に，生前娘を治療していたカリフォルニア州精神科医ダニエル・P・グリーンソンに対して訴えを起こした。タミーは1973年4月12日に睡眠薬を自ら過量服用して死に至った。タミーが死んだとき両親はニュージャージー州に仮住まいしており，娘の自殺傾向には気付いていなかった。

精神科医ダニエル・グリーンソンに対する訴訟で，原告は「(a) 被告がタミーの自殺を防ぐために何も対策をとらなかった；(b) タミーの状態が重篤であり自殺傾向があることを（原告を含めて）誰にも知らせなかった；(c) タミーがヘロイン中毒者たちを原告の家に連れ込んでいることを原告に知らせなかった」と主張した (p.93)。

【判決】

控訴裁判所は精神科医ダニエル・グリーンソンには原告の娘の自殺に関して過失はないとした。裁判所は1975年のタラソフ対カリフォルニア大学評議員会の画期的な判例を引用した。この判決で最高裁判所は患者に他害の危険がある場合，治療者が関係当局に情報を伝え，被害者になる可能性のある者に警告するために，妥当な手段を講じる必要があるとした。タラソフ判決では，治療者が守秘義務のある内容を漏らさなければならないのは，合理的に身元が同定できた他人に対して患者が暴力行為を働く危険がある場合に限るとした。自傷や器物損壊の危険があるとい

う状況だけでは守秘義務を破る必要は認められず、この判決では、タラソフの例外範囲を拡大して責任義務があるとすることを否定した。

原告・控訴人：ダナ・レニー・ジョンソン他 対 被告・被控訴人：ロサンゼルス郡他
143 Cal App 3d 298; 191 Cal Rptr 704 （1983年5月）

　ジョンソン氏は交通違反で逮捕され4日間拘留された。刑務所から釈放された2日後の1980年5月7日に同氏は自殺した。妻であるダナ・レニー・ジョンソンと娘ミンディ・ジョンソンは、ロサンゼルス郡および郡警察局長を、関係者がジョンソン氏の拘留中に強制入院させて、薬物治療と医療を受けさせる義務を怠ったと訴えた。また、郡警察局はジョンソン氏を保護下から釈放することを原告に知らせる義務を怠ったと主張した。裁判所は訴えを却下し、原告は控訴した。控訴裁判所がこの裁判を担当した。

　1980年5月2日にジョンソン氏は郡警察に高速道路の反対車線を走行した罪で逮捕された。逮捕された時にジョンソン氏は自殺をしようとしたと告白し、「皆」が自分を苦しめ、殺そうとしているので警察官に自分を殺してくれ、と懇願した（p.304）。ジョンソン氏は致死的な武器による暴行の罪で郡刑務所に送られた。その後すぐジョンソン氏の妻ダナは夫が「妄想型統合失調症であり、何度も入院歴があり」、常軌を逸した行動を引き起こした化学物質の不均衡を正常化させるために「薬物療法（クロルプロマジン）を即刻開始する必要がある」と保安官たちに話した（p.304）。さらにジョンソン夫人は、夫には自殺傾向があり、即刻医者にかかる必要があること、そして釈放しないように警察に頼んだ（p.304）。保安官たちはジョンソン夫人の話を理解したと答え、彼女の夫を入院させて薬物療法を受けさせることを約束し、「心配したり口出ししないように」と言った（p.304）。

【判決】
　控訴裁判所は第1審裁判所の判決を覆し、郡は釈放された刑事被告人の妻と娘に警告する義務があったとした。第1審裁判所は、故人（ジョンソン氏）および原告（ジョンソン氏の妻と娘）に対する被告（郡役人および警察官）の立場は特別であり、故人を釈放する前に原告に知らせる義務があったとしたが（p.298）、被告はジョンソン氏を監禁したり薬物療法を受けさせる責任義務は問われないとした。

控訴裁判所はこの判決を覆した。被告は，ジョンソン氏が即刻医療を必要とする状態であると知りながら，あるいは知る立場にありながら医療を受けさせなかったことは，州法に定められたジョンソン氏に対する法的保護義務違反にあたるとした (p.305)。

自殺の可能性について警告義務はあるか。ベラー対グリーンソン・141 Cal. Rptr. 92（1972）では 警告義務はないとされたが，ジョンソン対ロサンゼルス郡・143 C.A. 3rd 298（1983）では，郡には自殺傾向のある人物を釈放する前に知らせる義務があるという判決が下された。カリフォルニア州での2つの判例から私立の診療所で臨床に携わる者には自殺の可能性についての警告義務はないと考える。しかし，自殺の恐れがあれば予防する合理的手段を講じる法的義務がある。ただし，公的機関で働く臨床家は自殺の可能性について知らせなければならない。

カリー対アメリカ合衆国 644 F. Supp. 1974 では，ノースカロライナ州中部合衆国地方裁判所は治療者には自傷他害の危険をほのめかす患者を入院させる法的義務があるとした。しかし，標準的な法律解釈では誠意に基づく判断が支持される。裁判所は，できるだけ制限のない環境で治療を行なうことには，社会を守ることと個人を守ることの間に矛盾が内在することを指摘している。治療者が誠意をもって完璧に入院不要と判断したかどうかを裁判所が検討し判断する「治療者の判断原則」を設け，かつ入院要否の判定ミスを認めることで，この矛盾は解決できる。つまり，裁判所は (a) 適切，迅速，かつそれぞれ無関係に関連書類や証拠を検討し判断したか，(b) 他の治療者の助言や意見を求めたか，(c) 入院に関する法的基準に照らして診察が行なわれたか，(d) 誠意を示す他の証拠はあるか，を考慮する。

治療者が自分を守るためにはどうすればよいか。これに対する答えはニュージャージー州高等裁判所控訴部の下したコワン対デーリング 522A. 2d 444(1987) に求められる：

> 我々の意見では，患者は自殺傾向を抱いていたことが知られており，しかも精神障害のために判断力が鈍っていたため，正常成人と同じような外的基準により行動を推し量るべきではなかった。患者が精神障害あるいは感情障害のために自分を傷つける危険があるということが無理なく予見できる場合，患者を管理する立場にある者は自傷の可能性から患者を保護する責任を負う。

議論のための問題点

1. 患者が高速道路でよく単車を時速 150km で飛ばしていると話した場合，どう対応し診療録に何を記載するか．
2. 23 歳の女性が初診に現われ，その前日酔っ払って剃刀で切ったという手首の傷を見せた．診療録には何と書くか．
3. 患者が HIV 検査で陽性だったので電車に飛び込むことを考えていると話した．診療録には何と書くか．この状況であなたはどうする．
4. 14 歳の患者が友達の銃で「ロシアンルーレット」遊びを友人達と一緒にすると話した．診療録には何と記載するか．この状況であなたはどうするか．
5. 初診患者が自殺企図で入院し，7 日前に退院してきたばかりだと打ち明けたが，あなたが入院記録を取り寄せるのに必要な開示の同意書に署名することを拒否している．患者の診療録には何と記載するか．

● 事例 A

女性患者の面接を開始してから 7 ヵ月たった．患者の夫が治療者に，妻が非常に興奮し，自殺すると言って車で家を出たと電話をしてきた．この患者は以前にも自殺を企てたことがあるが，最近は治療により改善が見られていた．夫に何を質問するか．夫に何を助言し，どう対応するか．患者の診療録には，もし記載するとすれば，何を記載するか（可能性のある答えについては付録 K を参照）．

● 事例 B

非常に多忙な治療者が，自殺の素振りを繰り返した以前診ていた患者から診療録の開示を求められた．患者の診療録から重要な情報を送るつもりだったが，その時間がないままに過ぎた．30 日後新聞でその患者が自殺したことを知った．この事例ではどういう法的，倫理的責任を問われるだろうか．

● **事例 C**

患者が「自殺企図は過去のことで，1年前に銃をすべて処分した。自殺の心配はしないでいい。…私がここに来たのは，仕事をクビになったばかりで，仕事を探すのにはどうすればよいのか相談するためです」と話したため，治療者は自殺の危険性の評価をしなかった。次の面接予約前に，この患者が自殺した。あなたが患者の診療録に記載した内容はどういう結果をもたらすだろうか。

第7章
他害の恐れ

　本章では患者に他害の恐れがある場合の症状評価の重要性と，こうした症例の記録をどのように残せばよいかについて取り上げる。暴力に対する懸念や感情反応は治療者によりさまざまである。自分の患者が実際に他人を傷つける可能性を否定しようとする者もいれば，治療者自身や治療者の家族，あるいは社会の誰かの安全を脅かすことを恐れる者もいる。1976年のカリフォルニア州におけるタラソフ控訴判決（付録A参照）以来，精神保健に携わる専門家たちは「警告し保護する義務」の倫理的および法的な影響について真剣に懸念するようになった。他害の恐れのある患者に関われば裁判で責任を問われる可能性があることも同じように治療者の懸念となっている（Herlihy & Sheeley, 1988; Knapp & VandeCreek, 1982; Mabe & Rollins, 1986; Mappes, Robb, & Engels, 1985; Snider, 1985; VandeCreek & Knapp, 1984）。

リスクを小さくするために

　VandeCreekとKnapp（1993）は暴行の恐れのある患者を治療する場合に用いる指針を紹介している。この指針は一般的な危機管理技術で，患者を評価し治療する際に生じるリスクを小さくするのに役立つ。このような手法には「生涯教育，外部からのフィードバック，規定の手順に従う，相談，および正確な記録」がある［傍点は著者らによる］（p.36）。外部からフィード

バックを受ける，規定の手順に従う，あるいは他の専門家の意見を求めるにしても，職務上とった治療者としての一連の行動を確実に診療録に残すようにする。正確な記録には，患者の評価と治療方法の選択肢を記載することが含まれる。さらに，患者に関して考慮した処遇の選択肢を診療録に明確に記載するべきである。職務上とった一連の行動について法廷で尋問される場合には，明確で具体的な記録が治療者の防御に役立つ（第3章参照）。

生涯教育

生涯教育により他害の恐れのある患者を扱う治療者の技法を時代に即したものに保つことができる。入院患者を相手にするかあるいは外来患者を相手にするかにより，遭遇しやすい問題は異なってくる。例えば，最も危険度の高い患者は入院施設で働く治療者が診察する。というのも，他人に危害を加える恐れのある重症の精神疾患に罹患している患者に対する治療的介入の方法のひとつが入院処遇であるからである。一方，児童を専門とする外来クリニックでは虐待する親を扱う頻度が高い。いくつかの州では治療者が最新の知識を身につけるように，生涯教育を義務付けている。例えばカリフォルニア州の免許を持つ臨床心理士には2年毎の免許更新前に生涯教育を受けることが義務付けられている。

外部からのフィードバック

危険な患者を治療する場合は，常に治療環境に関わらず外部からのフィードバックを受けて診療を行なわなければならない。治療者により危険度の診断が異なることはよくあり，患者を診断して治療するのに，誤診から完全に無縁でいられることはない。文献的にも治療者は暴力を完璧に予知できるものではないとされている（Monahan, 1984）。それにもかかわらず治療者は暴力の恐れを専門職として注意深く見極めるよう期待されている。治療者自身と同業者による組織的な監視と評価を絶えず経時的に行なうようにしたい。これには，組織化された相談グループ，患者満足度調査票の利用，標準化さ

れた心理検査の結果の解釈，あるいは他にも方法がある。

規定の手順（プロトコール）の使用

他害の恐れのある患者を診断する補助として，いろいろな手順を規定しておくこともできる。手順の中に，他害の恐れのある患者に対するあらかじめ決まった形式の構造化された面接や，殺意を尋ねる項目を含む問診票，また標準化された心理検査などを入れておくとよい。もちろん規定の手順に従って完了したものは患者記録として残す。

専門家への相談（コンサルテーション）

どういう患者を扱っているかに関わらず，他の専門家に相談することは治療者の仕事の一環とすべきである。他害傾向のある患者を抱えているときには，他の専門家に相談し，診療録に相談内容を記載しておくことが特に重要である。裁判になれば他の専門家に相談する治療者は最高水準の治療をしていると見なされるものである。

正確な記録

最後に，診断および治療上の選択肢を診療録に注意深く記載しなければならない。また，診療録には患者の処遇方法について考慮した選択肢をわかりやすく文章化しておくべきである。わかりやすく具体的な記載は，職務上の一連の対応について法廷で尋問を受けたときの安全対策になる（第3章参照）。

警 告 義 務

他害の恐れのある患者を診る場合，(a) 表明された他害の恐れの必要条件，および (b) 特定可能な被害者の必要条件，についてそれぞれ関係する州の必要条件を照会しなければならない。警告義務の成立要件は州により異なる。Ahia と Martin（1993）によると，

本書を執筆している現在,50州のうち約半数の州で,法令あるいは判例に警告義務の範囲が具体的に言及されている。ひとつの州を例外として,言及されているすべての州で,州議会あるいは裁判所は,特定要件下で第三者の警告義務を規定している。ただし,警告義務が生じる具体的な要件は州により異なる (p.15)。

警告義務が生じる状況下では,職務上対応した経緯,警察や被害に遭う恐れのある人物にかけた電話の正確な時刻,電話番号,および通話相手の氏名を診療録に記載し,また被害に遭う恐れのある人物と直接話ができた,できなかった,に関わらず,警察や被害に遭う恐れのある人物に伝えた情報を言葉通りに慎重に記載しなければならない。

表明された他害の恐れ

治療者が第三者に警告する法的義務を否定しているのは,メリーランド州のみである。実際メリーランド州では,他人に危害を及ぼす恐れのある患者を診ている場合でも,守秘義務違反の責任を問われることがある。7つの州(カリフォルニア,コロラド,ケンタッキー,ルイジアナ,ミネソタ,モンタナ,ニューハンプシャー)の現在の法律では,治療者の第三者に対する警告義務は,他人に危害を及ぼす恐れが,直接,実際に表明されたときに初めて生じる(Ahia & Martin, 1993)。4つの州(マサチューセッツ,ニュージャージー,オクラホマ,ロードアイランド)では他害の恐れが表明されていなくても,第三者に対する警告義務が生じ得る。正確に言えば,患者に身体的暴行歴があることを精神保健有資格者が知っていて,患者が特定可能な人物を傷つける恐れが明らかに存在する,と専門家が考える正当な根拠があれば警告義務が生じる。治療者が患者の身体的暴行歴を知っている場合は,診療録に漏れなくその内容を記載することが肝要である。

特定可能な被害者

　もうひとつの警告義務についての問題は特定可能な被害者要件に関係している。「すべての州で特定の人物に対する警告義務が成立するには，被害に遭う可能性のある人物が，何らかの方法で特定可能であることが必要とされる」(Ahia & Marin 1993, p.37)。しかしながら被害に遭う可能性のある人物をどの程度具体的に特定しなければならないかは州により異なる。警告義務法令を持つ多くの州（カリフォルニア，ニューハンプシャー，ケンタッキー，モンタナ，マサチューセッツ，オクラホマ）では被害者が合理的に特定可能であることのみが必要条件とされている一方，ミネソタ，ルイジアナ，ニュージャージー州では，被害者を明らかにあるいはたやすく特定しうる必要がある。コロラド州では特定された人物に対する脅しがあった場合のみ警告義務が生じる（Ahia & Marin, 1993）。

　他害の恐れのある患者の被害者になり得る人物を合理的に特定することが困難な場合がある。判断に迷うような状況では他医に相談するか指導を仰ぐ，あるいは弁護士に相談し，自分の取った行動の経緯を記録に残すようにする。カリフォルニア州法では患者が暴力団に所属している場合および「患者による身体的暴行の恐れに現実性があり，かつ合理的に特定可能な被害者（ら）が存在する場合」に限り警告義務がある。カリフォルニア州の治療者は「被害者（ら）および司法当局に他害の恐れを通報する合理的努力をする」ように法律上義務付けられている。精神疾患のために他害の恐れがあると判断される（かつ容易に特定できる被害者が存在しない）場合，カリフォルニア州の福祉と施設に関する法律5150条に基づき患者を入院させることができる。しかし，危険人物がその患者自身ではない場合，治療者に法的通報義務はない。とは言え，治療者は患者に，他害の恐れを警察に通報するように勧めるか，他の適切な行動（例えば，任意入院，薬物治療を受けるために精神科を受診して薬物療法を受けさせるなど）をとるように勧めなければならない。

　カリフォルニア州民法43条92項では患者の暴行の恐れと治療者に対する損害賠償について定めている。

(a) 証拠法1010条で定義された精神療法家にあたる者は，合理的に特定しうる被害者（ら）に身体的暴行を加えることを現実性をもって患者が治療者に表明した場合を除いて，患者の暴行を警告し防止しなかった，あるいは患者の暴力を予測せず警告や防止をしなかったために損害賠償を問われることはない。(b) 上述のいずれかに該当する状況で警告し防止する義務が存在する場合，治療者は被害者および司法当局に他害の恐れを知らせる合理的努力を行なうことで義務を果たしたとされる（法令による追加条項，1985年 Ch.727）。

被害に遭う可能性のある者（たち）と警察に通報する合理的努力をすると同時に，被害に遭う可能性のある者（たち）と話ができてもできなくても，診療録に記録を残す。

危険な患者の治療

危険な患者を扱う治療者のための指針を下記に示す：

- 対応のすべて，すなわち患者に他害の恐れがあるかどうかの判断や治療的介入のすべてを漏らさず診療録に慎重に記載する
- 攻撃性に対処することを治療目標として患者の治療を続ける
- 守秘義務違反を犯す前に患者の暴行歴を検討する
- 患者が凶器を処分するように工夫する
- 外来診療（最も拘束力の小さい環境）の頻度を増やすか，入院治療を考慮する（患者の同意に基づく任意入院が望ましいが，同意が得られなければ強制的に）
- 他害の衝動を感じたときに電話をするように，とかける相手の名前を患者に教えておく
- 患者の家族や友人の援助を得る

- 他人を傷つけないという誓約書に署名させ，これを診療録に残すとともに，コピーを本人に渡す
- 薬物療法が可能かどうか，精神科受診を考慮する
- 患者に直接働きかける他の様々な方法を試みても効果がない場合のみ第三者に警告する
- 第三者への警告が避けられない場合は，治療者の氏名，患者氏名，被害に遭う恐れのある者の氏名，そして危険の内容など，被害者の安全を保証するために必要な情報のみを開示する。患者の診断名あるいは家族背景などの情報は決して警察や被害者に伝えてはならない
- 開示することについて患者の同意を得るか，患者の同席下で第三者と接触するなど，インフォームド・コンセントの手法を用いる
- 危険な患者を扱うことに関する実際的な知識や経験が豊富な同僚や弁護士に相談する

ま と め

　他害の恐れのある患者を診断し治療するには危機管理技術を要する。治療者の責任に関する (a) 表明された他害の恐れの必要条件や (b) 特定可能な被害者の必要条件は，州法により異なる。患者の暴力を予測できる保証はなくても，暴力の可能性を判断することに職業上の配慮を求められる。本章では危険な患者に関わる者の対応が漏れなく診療録に記載されていることの重要性を含む指針をいくつか示した。

関係する判例

原告・控訴人：バイタリー・タラソフ他 対 被告・被控訴人：カリフォルニア州立大学評議員会他
バンク・カリフォルニア州最高裁判所

1975年3月2日, S. F. 23042

　1969年10月27日タチアナ・タラソフはプロセンジット・ポッダーに殺害された。この訴訟の原告はタチアナの両親である。ポッダーはコーウェル病院に通院中の患者で，カリフォルニア州立大学バークレー校付属コーウェル病院の心理士ローレンス・ムーアの治療を受けていた。ポッダーは女友達がブラジル旅行から帰ってきたら殺害するつもりであると女友達の名前を告げずに打ち明けた。その女友達がタチアナであることは簡単に特定できた。精神科医ゴールドとヤンデルは，ポッダーを入院させて様子を見ようというムーアの意見に同意したが，精神科部長パウエルソンはこれに反対し，彼らにポッダーを入院させる手続きをとらないよう指示した。そのためポッダーは入院にならなかった。ムーアはすでに警察でポッダーを勾留するように手紙で警察署長に依頼していた。ムーアはポッダーが分別あると判断できる状態になるまで勾留するように，構内警察官アトキンソンとティールに「口頭で伝えた」(p.132)。タチアナを傷つける意思はないとポッダー本人に確認した後，構内警察官はポッダーを帰らせた。パウエルソン部長は警察にムーアの書いた手紙を返却するように求め，この症例に関する手紙やムーアが書いたメモのコピーを破棄するよう指示した。

　原告はタチアナにはっきりと警告しなかったことではなく，娘に迫っている危険を両親に警告しなかったことを訴えた。この訴えの焦点は，「タチアナに危険が迫っていることを，タチアナ本人に知らせることが合理的に可能であったのは彼女の両親だった」ということである (p.139)。アラマダ郡高等裁判所は被告の異議を認め，原告はその後控訴した。

【判決】

　控訴判決は一審の判決を覆し，裁判は差し戻しとなった。ポッダーを入院させて様子を見る必要があると3人の治療者が考えた事実は，ポッダーに殺意を実行に移す恐れがあったという証拠になる。裁判所は被告が「タチアナもしくはタチアナに危険を知らせると合理的に考えられた者に警告しなかったことは，州自治法820条2項に定められた絶対的免責には該当しない」と結論づけた。つまり，被告は責任を免れない。

ダニエル・ショー 対 デビッド・R・グリックマン（レオナルド・J・ギャランら遺産相続人他の代理人）
メリーランド州特別控訴裁判所
45 Md. App. 718, 415 A, 2d 625, 1980年6月13日

　ダニエル・ショー博士は，レオナルド・ビリアン氏が激しやすい性格をもつことを警告しなかった「精神科治療スタッフ」を訴えた。この件に関わる3人，ショー博士（愛人），ビリアン氏（夫），そしてメアリー・アン・ビリアン夫人（妻）は皆，精神科医故レオナルド・J・ギャランとその精神科治療スタッフである精神科看護師および心理士による治療を受けていた。ビリアン夫人は治療経過中に夫のもとを去り，歯科医ショーと同じベッドに裸で寝ていたところにビリアン氏が現われた。バルチモア市高等裁判所は被告に有利な即決判決を下し，ショー博士はこれを控訴した。

【判決】
　裁判所は精神科治療スタッフに有利な判決を下した。理由は，(a) ビリアン氏はショー博士に対する憎しみや危害を加える意思があることを，精神科治療スタッフに話したことがなかった，(b) ショー博士がビリアン夫人とベッドを共にしたときには怪我を負う危険を予想していた，と考えられたからである。ショー博士の訴えを認めれば「開示に対する秘匿特権は患者に属し，精神科医にも心理士にもない」というメリーランド州の法律を治療スタッフが犯すことになると認められた。したがって一審判決は支持された。

原告：ルース・アン・リパリおよびエルコーン銀行（故デニス・F・リパリおよびルース・アン・リパリ個人資産特別共同管理人） 対 被告：シアーズ・ローバック社（本社ニューヨーク州）およびアメリカ合衆国；被告で第三者原告：シアーズ・ローバック社（本社ニューヨーク州） 対 第三者被告：アメリカ合衆国
アメリカ合衆国地方裁判所　D. ネブラスカ州
497 F. Supp. 185, 1980年7月17日, Civ. No. 77-0-458

　ルース・アン・リパリは精神科患者ユリシーズ・L・クリブスに銃を販売したとして，シアーズ・ローバック会社を訴えた。在郷軍人病院通院中の患者クリブス氏

は，1977年11月26日にオマハのナイトクラブに出かけ，店内で発砲してデニス・リパリを殺害し，ルース・アン・リパリに重傷を負わせた。その後シアーズ・ローバック社は在郷軍人病院に対してクリブス氏を拘束・入院させなかったとして第三者訴訟を起こした。クリブス氏は精神病院での入院を経て，1977年9月23日から在郷軍人病院のデイケア治療を受けていた。在郷軍人病院での治療を受け始めた9月に，クリブス氏はシアーズ・ローバック社から銃を購入した。1977年10月17日，クリブス氏は主治医の意見に反して自ら治療を中断した。

【判決】

ネブラスカ州法によると「治療者患者関係には第三者の利益を守る義務が生じるが，この義務は，行動化傾向のある患者が分別をなくして他人に危害を加える恐れがあることを，標準の医療水準に鑑みて治療者が知っている，もしくは知っていなければならない立場にある場合にのみ生じる」(p.185)。裁判所は即決裁判に持っていこうとする政府の意向を否定し，原告の主張を支持し，被告が入院措置を講じなかったのは過失であると認めた。

原告：シャロン・リー・ドイル，ポール・J・ドイルおよびイザベル・ドイル 対
被告：アメリカ合衆国
アメリカ合衆国地方裁判所，C.D.カリフォルニア州
530 F. Supp. 1278, 1982年1月28日
Civ. A. No. 77-3528-RJK

原告は警備員ジェームス・ドイルを殺害したカール・ラッセル・カーソンに関する誤診と時機尚早の退院，および被害に遭う危険のある者への警告義務を果たさなかったとして，アメリカ合衆国陸軍を訴えた。

1975年1月31日にカーソン氏は19歳で陸軍に入隊し，基礎訓練のためにルイジアナ州ポーク基地に配属された。カーソン氏はメルビン・G・エングストローム大尉に，陸軍隊員が殺人の方法をなかなか教えてくれないのが不満であると話した。大尉から紹介された牧師に対して，カーソン氏は暴力行為の願望を繰り返し話した。牧師はカーソン氏に陸軍の精神科医の診察を受けるように勧めた。精神科医の診察を受ける前に，カーソン氏は3人のカウンセラーの面接を受け，3人ともカーソン氏には当面他害の恐れはないと判断した。精神科医ロバート・W・ヨハンセンは，

陸軍を除隊になりたいためにカーソン氏がこうした話をしたと断定したが，精神病的な行動を観察するために，カーソン氏をポーク基地病院の精神神経科病棟に入院させた。ヨハンセン医師のカーソン氏についての診断は，反社会的人格障害であって精神病ではないとするものだった。ヨハンセン医師はカーソン氏に，抗精神病薬クロルプロマジン50mgを1日4回服用するように指示した。1975年2月13日から2月18日まで入院したのちカーソン氏は退院した。退院後カーソン氏は無届け欠勤状態になった。

　カーソン氏の診療録および人事管理記録を検討したハルデーン陸軍元帥は，エングストローム大尉の意見を考慮に入れ，弁護士の意見を聞いた後，陸軍に適応困難であるとしてカーソン氏を除隊にした。除隊後，カーソン氏はカリフォルニア州ベンチュラにある自宅に戻り，2日後ベンチュラ大学警備員ドイル氏を自分の銃で撃った。その後，カーソン氏は両親を殺害するつもりであると話していたことや，同大学に行ったのは父親が講師をしていたからであることが明らかになった。

【判決】
　殺人はカリフォルニア州で起こったが，裁判はルイジアナ州の法律に準拠して行なわれることになった。事件に最も関係が深く，業務上過失があったとされる州の法律に従うべきであると判断されたのである。以下のことは特筆に値する。

　　ルイジアナ州の裁判所は，他害の恐れのある者から住民を守ることができなかったことの責任を問うことに対して非常に消極的であった。こうした訴えを却下するにあたり，ルイジアナ州の裁判所は，被告に原告を保護する義務があったかどうか，かつその義務の不履行が原告の傷害の直接原因であったかどうかについて考慮してきた。

　他害の恐れのある患者に関するルイジアナ州の主な判例――カッペル 対 ピアソン La. App. 524, 132 So. 391 (2d Cir. 1931)――が引用された。この判決では「明らかに他害の恐れのある患者を不注意に退院させたことは，退院した日に患者が犯した殺人の直接的原因ではない」とした（p.1286）。
　ルイジアナ州法上，患者が他害の意図を持っていると第三者に警告することは治療者の義務ではなく，またもし義務であったとしても，カーソン氏は狙っている相

手の名前を明らかにしたことはなかったと法廷で審議された。つまり，ルイジアナ州法で第三者に対する警告義務の存在が認められていたとしても，この状況では警告義務は生じない。

原告はヨハンセン医師の面接のやり方次第で，殺意の深刻さが判断できたはずだと主張した。この裁判では，精神科患者が脅しを口にすることは稀でなく，これをもって患者に他害の恐れを立証することはできないとした。原告は，ヨハンセン医師が的確な診察をしなかったため，正確な診断を下すことができなかったという見解を示した。裁判所は，治療者の面接内容を規定することは，タラソフ判決に反し，どういうやり方で患者を診察するかを決めるのは治療者自身の広い裁量範囲内であると言明した。カーソンには暴行歴がなく，ポーク基地病院での観察期間中，暴力行為はみられなかったことが認められた。したがって，この事件では過失も認められない。

判決によれば，カーソン氏がポーク基地病院にいた観察期間中あるいは退院時も暴力傾向は認められず，入院を要する状態ではなかったとされた。

控訴人：スティーブン・J・ケール他 対 被控訴人：ミネソタ州ら／控訴人：メアリー・アン・コノリー他 対 被告および第三者原告，被控訴人：ミネソタ州他，被告および第三者原告である被控訴人：ブルース・ヘッジ／被告および第三者原告，被控訴人：ラムゼイ郡福祉局 対 第三者被告，控訴人：スティーブン J. ケールら
ミネソタ州最高裁判所
323 N.W. 2d 20, No. 81-437
(1982年8月13日)

この裁判の原告は，メアリー・アンが住む4軒長屋の所有者スティーブン・J・ケールであった。ケール氏はミネソタ州，ラムゼイ郡福祉局，およびミネソタ学習センター社会復帰促進指導者ブルース・ヘッジに対して，コノリー夫人の息子には危険な性癖がある（トム・コノリーには放火癖があった）ことを警告しなかったとして訴えを起こした。学習センターは社会から隔離しないことを治療の一環としていた。ブルース・ヘッジは1977年12月21日にクリスマス休暇を過ごすトム・コノリーを家まで車で送った。ブルース・ヘッジは個人的に保険に加入することで，こうした場合に公務員に認められている免責特権を放棄しているとみなされたた

め，個人的にも訴えの対象となった。1977年12月23日トム・コノリーは居間のソファに火をつけた。この火事で，ティナ・コノリーは死亡，タマラ・コノリーは重度の火傷を負い，スティーブン・ケールの不動産は破壊された。

【判決】

一審判決では，トム・コノリーが被害に遭った人たちをやっつけるとはっきり言ったことはなく，彼の母親も息子の放火癖を知っていたため，病院職員には警告義務はないとした。裁判所はまたブルース・ヘッジが病院外での仕事のために個人的に損害賠償保険に入っても，そのために彼の免責特権が剥奪されることはないとした。原告はラムゼイ郡地方裁判所の判決に対して控訴した。ミネソタ州最高裁判所は地方裁判所の判決を支持した。

ディビス 対 リーム
124 Mich App. 291,
1983年3月

モリー・バーンズの遺産相続人は，ノースビル州立精神病院の精神科医ヤング・オー・リームに対して，母親であるモリー・ブラウンを銃殺した患者ジョン・パターソンのことを警告せず不当に退院させた過失があるとする訴えを起こした。ウェイン管区裁判所は被告に対して敗訴を言い渡し，原告に50万ドルの損害賠償を認めた。リーム医師は控訴した。

ジョン・パターソンはノースビルに1972年から1975年にかけて6回任意入院している。不眠，幻覚，およびうつ症状があり，統合失調症と診断された。リーム医師は患者の母親であるモリー・バーンズを保護者として患者を退院させた。その頃母親は，兄弟であるクリントン・ベルの家に滞在中であった。ジョンはおばのルビー・デービスの家に泊まっていたが，おばの手に負えなくなりベルの家に連れて行かれた。クリントン・ベルの家の中に入るやいなや，ジョンは拳銃を見つけて撃ち始めた。母親が銃を取り上げようとしたところ，撃たれて死んだのである。

【判決】

退院させるという職務は，リーム医師の病院での地位に基づくものではないため，公務員としての免責特権は認められないとした。デトロイト総合病院救急部の医

師は，1973年11月12日に「パターソンは廊下を徘徊し，奇妙なふるまいをし，金を出せと母親を脅し続けている」(p.306)と記載している。また，裁判所はジョンが9月2日にお金を持たずに離院しており，他害の恐れが十分にある危険な状況で，バーンズ夫人が犠牲者になることは予見できたとした。さらに，ルビー・デービスとエキソラおよびクリントン・ベルはモリー・バーンズと親しかったため，彼女の死により個人的な痛手を被るのは当然であるとした。また，エキソラ・ベルは義妹が撃たれたときにその場におり，こうした出来事で精神的苦痛を被ったであろうことが認められた。

原告：故キャサリン・クライトの遺産相続人代表ワーナー・クライト 対 被告：アメリカ合衆国
564 F. Supp. 324, Civ No 81-73844
アメリカ合衆国地方裁判所，E.D. ミシガン S.D.
1983年5月26日

　退役軍人病院は，キャサリン・クライトに対して，同院の患者ヘンリー・オズワルド・スミスに関する警告を怠り，この患者の退院を阻止しなかったとして告訴された。州法に基づき60日を越えない期間の入院許可であったため，スミス氏はミシガン州退役軍人病院を退院した。入院継続のためには，退院の15日前までに申請し裁判所の許可を得ていなければならなかった。退院日にスミス氏は「ヘンリー・O・スミスは昨日ここにいた。義母殺害のため手配中である」(p.346)というメモを残した。病院職員はこのことを記録に残したが，義母キャサリン・クライトにこの危険については警告しなかった。

【判決】
　裁判所は，60日を越えて患者を入院させておく勧告がなかったため，入院継続しなかったのは病院の過失ではないとした。しかし，クライト夫人に脅迫メモについて警告しなかったのは過失にあたるとした。また，スミス氏の書いたメモからクライト夫人が被害に遭うことは予見可能であったとした。ミシガン州法には警告義務についての法律はないが，裁判所はタラソフ判決に基づいて判決を下したのである。

控訴人：ジェノア・M・ホワイト 対 アメリカ合衆国
アメリカ合衆国コロンビア地区控訴裁判所
780 F. 2d 97, No. 84-5645
1985年11月18日弁論，1986年1月3日結審

　1969年2月8日にドゥエイン・ホワイトは裁判所から聖エリザベス病院への入院を命じられた。18歳のとき，ホワイト氏は父親を逮捕しようとしていた警察官を襲い，そのうちの1人を殺害した。病院でホワイト氏は「爆発性人格」(p.99)であり，ストレス耐性が低いと診断された。聖エリザベス病院で治療を受けていた10年に及ぶ期間中にも，他の患者や警察官に傷害を加える暴力行為が見られた。許可外出中にもタクシー運転手に強盗未遂を犯した。また無断離院中にホワイト氏は聖エリザベス病院の元患者ジェノアと結婚した。3ヵ月後にこの結婚の事実が病院に発覚したことが後の記録に残されている。ホワイト氏は妻を訪問するために離院するだろうと病院側は考えたが，監視を厳しくしようとはしなかった。
　臨床心理士ロレイン・ブラウン博士が週1回の治療面接を行なっていた。ホワイト氏は治療経過中に妻を銃殺する空想を告白した。ブラウン博士によると空想と現実の相違をホワイト氏ははっきり認めたと言う。ブラウン博士はホワイト氏が女性に危害を加えたことがなく，1年以上にわたって暴力行為を働いていないことを示した。このため，ブラウン博士は原告に危害の及ぶ恐れがあると警告する義務はないと考えた。病院には「治療者-管理者の分離」と言われる方針があり，ブラウン博士はこの空想について病院職員には話していなかった。治療者と患者との信頼関係を築くことを保証するために，ブラウン博士は患者の治療に関する管理上の話し合いには入っていなかった。
　空想を告白した6ヵ月後，ホワイト氏は無断で離院し，妻のアパートに行った。ホワイト氏が着く前にすでに妻は飲酒しており，水着の上に着物を着た自分とボクサーショーツを履いた男性とが写っている写真を彼に見せた。被害者が患者から目を離した隙に，鋏を持ち出し妻を55回刺した。

【判決】
　合衆国控訴裁判所は判決を覆したが，治療者ではなく，病院の過失であるとした。

ブラウン博士が標準的な注意を払っており，責任は問えないとした。しかし，病院はホワイト氏を常時病院内に留めておくという裁判所命令に従わなかったため責任が問われた。病院職員は，ホワイト氏が妻を訪ねるために離院する危険性を予測していたが，警備を厳重にしなかった，と自ら非を認めた。

ケビン・Fに関して
213 Cal. App. 3d 178;
261 Cal. Rptr. 413（1989年7月）

1983年，ケビンは治療者に，家族ぐるみの友人の家から金を盗み，証拠を隠滅するために家に火をつけたことがあると話した。なおケビンは火をつけた時に家の中に人がいることを知っていたと言う。治療者はケビンの保護監察官にこのことを報告し，後にケビンの告白について証言した。裁判所はケビンにカリフォルニア州少年院に最高9年収容されるように判決を言い渡した。ケビンは控訴した。

【判決】
カリフォルニア州控訴裁判所は証拠能力を認める判決を下した。州の証拠法第1024条に基づき，治療者が患者に自傷他害あるいは他人の所有物を害する危険があると考える合理的理由があれば，差し迫っている危険を防ぐために秘匿特権は認められない。控訴裁判所は「治療者が，この少年には火に対する偏愛があり，治療プログラムに参加していたほかの人たちにとっても危険であると考える合法的理由が存在した」と認めた。

オリンガー 対 ロトキン
556 N.Y.S. 2d 67（1990）

患者が治療中に息子の学校友だちの命を狙っていると話した。心理士は患者に他害の恐れがあることを警察に通報した。心理士は狙われている子供の家族に電話し，警告した。この患者はこの心理士の治療を5年間受けてきた。患者は，承諾を得ず守秘義務のある情報を漏らした，と心理士を訴えた。

【判決】
裁判所は訴えを却下し，患者は控訴した。ニューヨーク州最高裁判所控訴部は訴

えの却下は妥当であるとした。心理士の記録に具体的で重大な危険があることが記載されていたという注釈がつけられている。

議論のための問題点

1. 男性患者があなたに，自分の妻（治療は受けていない）がアメリカ合衆国大統領を殺そうとしていると話した。どう記載するか。他に何かするか。
2. ある夫婦の治療中，夫（暴行のため拘置された前歴あり）が一晩中大声でほえ続ける近所の犬を殺すつもりだ，と妻に話したと妻が治療者に言う。夫はこの話を否定する。この状況にどう対処するか。何をこの夫婦の診療録に記載するか。
3. 患者が，繰り返し治療者を殺害することを考えたと話す。患者にどういう言葉を返し，この状況にどう対処するか。何をこの患者の診療録に記載するか。
4. 患者が治療者に，勤務先のビルの屋上に上って銃を手当たり次第に撃ち放すつもりだ，と話した場合，どうするか。診療録に何を記載するか。他に何をするか。
5. 7歳の患者が治療者に，16歳になる患者の兄が機関銃で銀行強盗する計画を立てている，と言う。患者記録に何を書くか。他に何かするか。

● 事例

夫婦療法を受けている女性患者が，夫の不倫以降夫を殺害しようと何度も思ったと夫のいる前で話した。どう治療を進めるか。妻の思いに対して，どういう質問を妻にするか。妻の思いの深刻さをどう評価するか。これは通報してよいか。誰に通報し，何を具体的に通報するか。この出来事を患者の診療録に記載するか。（考えられる解答については，付録Kを参照）。

第8章

虐　待

　1967年までにはすべての州で精神療法家に児童虐待通報を義務付ける法律が制定された。複数の州では高齢者や保護を必要とする成年の患者に対する虐待に気付いた精神療法家にその通報を義務付ける法律も制定されている。また，いくつかの州の法律では配偶者虐待の通報も義務付けられている。

　この章では，虐待被害者である患者の診療を行なう場合の診療録管理の要点に焦点を当て，カリフォルニア州での通報に関する法律について検討する。カリフォルニア以外の州で臨床を行なっている読者は，自州における職務上の通報義務を明確に理解しておくことが重要である。

児童虐待

通報義務

　カリフォルニア州刑法11166条では，児童の保育管理者（教師，指導補助，教師手伝い，教師助手，そして学校カウンセラーを含むが，これだけに限らない）あるいは，医療関係者（心理士，結婚・家族・児童カウンセラー有資格者，結婚・家族・児童カウンセラー研修生，そして心理士助手登録者を含む）は，

　　職能上または職務の範囲内で児童を知る，あるいは観察する立場の者は，

その児童が虐待を被ったことを知る，もしくは合理的な疑い［傍点は著者らによる］を抱けば，児童虐待について知りえた，もしくは疑いを抱いた時点で，児童相談所に即刻あるいは可能な限りすぐに電話で報告し，その事件に関する情報を得てから 36 時間以内に報告書類を作成し送付しなければならない。…「合理的な疑い」とは，客観的に見て似たような立場にある人間が，その人自身の訓練や経験から客観的に判断して児童虐待を疑うのが妥当であるという場合である…未成年者の妊娠はそれ自体では児童虐待の合理的な疑いを抱く根拠にはならない。

患者が被虐待児であるという話をはじめて聞いたときは常に，どういう対応をしたか，診療録に記載しておくことが重要である。日時および児童相談所の電話番号，児童相談所に電話連絡をしたという事実も記載しておく。通話中で児童相談所の担当者と直接話すことができなくても，電話をかけようとしたこと，同日あるいは翌日にもう一度電話する予定であることを記載しておく。他にも児童相談所の担当者に連絡をとるために電話をした場合はすべて記録に残す。

免 責

カリフォルニア州刑法 11172 条には治療者が児童虐待通報を行なう場合の免責について規定がある。ランデロ対フラッド（551 P. 2d 389 [Cal. 1976]）判決の結果，治療者が児童虐待通報義務を果たさなければ，その子供がその後に遭った虐待の責任は治療者にあるとされることは肝に銘じたい。

カリフォルニア州法では，どういう場合に児童虐待通報義務が生じ，どういう場合に生じないかが，はっきり区別されている。(a) 未成年者の合意の上での性的関係，(b) 成年に達している患者が治療者に対し，未成年の頃に虐待を受けたと話す，2 通りの場合に明確な区別の必要が生じる。

カリフォルニア州では 14 歳になれば未成年者が合意に基づく性的関係を持っても，治療者に児童虐待通報義務はない。しかし，状況は複雑で，治療

者がどう解釈するかにかかっている。合意に基づく性的関係とは，強要されていないことが前提である。未成年者が 14 歳未満であれば，相手も 14 歳未満でなければ通報義務がある。一方が 14 歳未満の未成年者で，他方が 14 歳以上であれば，通報義務がある。どういうことが強要であるのかを判別するのが困難な場合がある。例えば，16 歳の少女が 35 歳の体操コーチと合意の上で性的関係を持っていると話しても，その関係が自由意志に基づいているとは考えにくい。

　成人患者が未成年の頃に虐待を受けたと話しても，カリフォルニア州では虐待通報義務は生じない。しかし今もなおその虐待を行なった者が他の未成年者を虐待している可能性がないか，患者の協力を得て専門家意識から明らかにすることが治療者に期待される。もし調査の結果，現在でも虐待が行なわれているという「合理的な疑い」がある場合，治療者には児童虐待通報義務がある。治療者はまた，虐待を行なった者に対して民事訴訟を起こしたり刑事告発するという選択肢があることを患者に教えなければならない。

　児童虐待通報は虐待が行なわれた州で行なう。例えば入院治療中の思春期の患者が他の州で虐待の被害にあったと報告した場合，治療者は虐待の起きた地区の児童相談所に通報する義務がある。全国共通の児童虐待緊急通報番号は 1-800-4-A-CHILD である。児童虐待通報記録として，治療者が連絡した児童相談所（あるいはその州の相当する機関）に電話で報告したことを診療録に記載し，児童相談所に郵送した報告書のコピーを保持する。

配偶者虐待

　カリフォルニア州刑法 11160 条により，医療機関，病院，あるいは診療所に勤務する精神療法家は，患者が暴行や虐待の結果被った外傷や身体損傷（自傷を含む）を負っていることを観察した，あるいは知り得たときは，報告書を提出してもよいとされている。

損傷報告

この報告は，所轄の警察に行ない，下記の項目を含む：

- 受傷者の名前
- 受傷者の居場所
- 損傷の性質と重症度
- 傷を負わせたとされる人物の身元

提出した報告書のコピーを患者診療録とともに保存し，報告書を提出した日時を診療録に記載しておくことが望ましい．

虐待の定義

カリフォルニア州で適用される虐待の条件の重要な定義を以下に示す：

- 遺棄：「分別のある人間であれば介護と保護を続ける状況下で，高齢者や保護を必要とする成年者の介護者や保護者が遺棄，または故意に見捨てること」（福祉と施設に関する法律 15610 条 05 項）
- 児童虐待：「他人により児童が事故以外の理由で被る身体的損傷…児童に対する性的虐待…児童に対する故意の残虐行為あるいは正当化できない罰…違法な体罰や外傷…児童の無視あるいは家以外での粗末な保育…児童虐待とは未成年者間の喧嘩ではない」（刑法 11165 条 6 項）
- 扶養義務違反：児童，高齢者，保護を必要とする成年者の介護や保護をする人物が，同様の立場にいる分別のある人間が行なう程度の世話を行なわないこと．例えば，身体的衛生の介助，低栄養の予防，医療を受ける機会を与えることなどを怠ることがこれに該当する．
- 身体的虐待：身体的虐待には暴行，殴打，致死的な武器による暴行，正当性のない身体的拘束，食物や水分を長期にわたって，あるいは継続的

に与えないこと，性的暴行，権限なくあるいは指示された目的以外で，身体的・化学的拘束，投薬，あるいは隔離を行なうことである．
● 性的虐待：性的虐待には性的暴行（例えば，強姦，輪姦，近親相姦，14歳未満の児童に対する猥褻かつ淫らな行為，児童への性的悪戯）および，性的利用（例えば，年少者の猥褻な行為を描写するような行為をすることで，ポルノグラフィを含み，売春やポルノグラフィに児童が関わるのを援助あるいは補助，説得，誘惑，あるいは強制すること）

ま と め

虐待通報に関する自州の法律を十分に知っていなければならない．すべての州で法律上児童虐待通報が義務付けられているが，高齢者や保護を必要とする成年者に対する虐待と配偶者虐待については，通報を義務付ける，あるいは通報を認める法律がすべての州にあるわけではない．治療者に通報義務が生じたり通報が求められる場合がある一方，通報は任意で治療者による通報が許される場合もある．患者の診療録に明確に記載することの重要性を強調し，虐待問題に関する定義を示した．

関係する判例

W・C・W 対 バード
840 S.W. 2d 50 （1992年）

離婚した父親が心理士とその雇用主に対する訴訟を起こした．心理士は子供が父親から性的虐待を受けてきたと診断した．地方裁判所は即決裁判で被告を勝訴とし，父親が控訴した．

【判決】
テキサス州控訴裁判所は下級裁判所の判決を覆し，診断を下した心理士がその親に対する注意義務を負うかどうかの争点では，息子が父親に性的虐待を受けたとい

う誤診により父親の被った不利益は予見できたとした。

サリバン 対 チェッシャー
846 F. Supp. 654（1994年）

　心理士にかかっている患者の両親が，催眠療法により同胞から性的虐待を受けたという記憶を植え付けられたために，患者が家族と疎遠になったと訴えた。

【判決】

　合衆国イリノイ地方裁判所は，患者の記憶を心理士が植え込んだかどうかの重要な事実問題に関する真正な争点が存在するとして，心理士による即決裁判の申立てを却下した。

議論のための問題点

1. 13歳の少女を患者とする4人家族の治療をしてきた。15歳の兄と単独面接した際，3年前に，その兄が自分の友人たちと一緒に妹に性的悪戯をしたと告白した。診療録には何と記載するか。児童相談所に通報するか。
2. 未成年者間の性行為に関し，法的同意能力を持つ年齢が14歳であると定める州にいるとする。13歳の患者が15歳のガールフレンドと性行為をもっていると話した。診療録に何と記載するか。児童虐待通報するか。
3. 子供をガレージに閉じ込め，1日食事を与えず電話もかけさせない，という罰を与えていると患者が話した。診療録に何と記載するか。治療者に通報義務があるか。
4. 35歳の患者が子供時代ずっと両親から虐待を受け続けたと話した。患者の診療録には何を記載するか。
5. 12歳の男子患者が，16歳の不良に学校の昼食代を渡さなければ殴り倒すと頻繁に脅されていると言う。しかしこの男児は父親に「弱虫」と言われるだろうから両親には言わないでくれと頼む。このことを診療

録に記載するか。

● **事例**

　成年擬制の適用される16歳の少女が，6ヵ月にわたり個人精神療法と集団精神療法を受けてきた。患者は5歳から10歳になるまでの5年間，父親から性的虐待を受けていたと告白した。父親は現在この虐待のために刑に服しているという。患者の母親から電話で治療中の娘の診療録のコピーを請求された。この状況で治療者としてどう対応するか。診療録には何を記載するか。診療録を開示するか。（考えられる解答については，付録Kを参照）。

第 IV 部

記録の保存に関する諸問題

この部は4章からなる。第9章では未成年者の治療について検討した。診療録開示については第10章で扱った。診療録の保存と廃棄については第11章で取り上げている。第12章には著者らの結論を記した。

第9章

未成年者の治療

　この章では法律，倫理，診療録の管理上問題となることの多い未成年の患者を対象とした精神療法やカウンセリングについて検討した（付録J参照）。著者らの意図は以下の一考を要する質問に答えることにある：未成年の子供が両親や保護者の同意なしに精神療法を開始することができるか。親や保護者の同意なしに精神療法を開始できる年齢や条件はあるのか。未成年者に精神療法を拒否する法的権利があるか。成年擬制が適用される未成年者の条件は何か。成年擬制が適用されている未成年者の機密情報に関する特権を持つ者は誰か。親なら息子あるいは娘の精神療法記録を見る権利があるか。親権を持たない親が未成年の子の精神療法記録を閲覧することができるか。

　上記の質問のいずれもがたやすく答えの出るものではない。そもそも州により未成年者に関する法律が異なる。また，未成年者と治療関係を結ぶ前にいくつかの問題点を注意深く検討しなければならない。検討すべき問題点とは「未成年者の年齢，成熟度，治療を行なう環境とその方針，カウンセリングに関する親の同意の有無，カウンセリングに対する未成年者の同意または抵抗，未成年者の意志，カウンセラーの経験や臨床形態，具体的状況に該当する州や国の法令」などである（Salo & Shumate, 1993, p.2）。

学校の記録

　公立学校と連邦政府から補助金を受けている教育機関はすべて，1974年に制定された家族の教育の権利とプライバシー条例（FERPAまたはバックリー修正条項としても知られている）を遵守しなければならない（Remley, 1993）。この連邦法の中に，未成年者の親および18歳以上の学生本人にすべての教育記録を閲覧する権利を認める条項がある。記録は請求してから45日以内に入手可能でなければならない。生みの親はたとえ一度も結婚していなくても，親なら入手可能な学校の記録を請求する権利があるが，養父母にはない（Remley, 1990）。ただしカウンセラー本人以外誰も目にすることのないカウンセラーの症例記録を，生徒や親が請求した場合は例外で，閲覧する権利は存在しない（Remley, 1993）。

未成年者に関するカリフォルニア州の法令

親の同意のない治療

　カリフォルニア州における，親の同意のない未成年者の治療に関する法令のいくつかを以下に記す。

> 民法25条9項：未成年者が12歳以上で，外来精神科治療を受けるのに充分な知的成熟度に達しているとされ，(1) そのような治療をしないと本人あるいは他人に，深刻な精神的，身体的危害が及ぶ恐れのある場合，または (2) 近親相姦や児童虐待の被害者である疑いのある場合は，未成年者は外来精神科治療を受けることに同意することができる。（傍点付加）

> 民法34条10項：12歳以上の未成年者は，薬物またはアルコールに関連

する問題の診断と治療のためであれば，医療やカウンセリングに関する同意能力を持つ。この項で使われている"カウンセリング"とはアルコールまたは薬物乱用カウンセリング治療を提供するための，州あるいは郡カウンセラーによるカウンセリングである。(傍点付加)

上述の法令はいずれも次の一節を含む。

こうした治療を提供するのに，親，両親，あるいは法定後見人の同意は必ずしも必要ではない。この項で定める精神科治療やカウンセリングは，親，両親，あるいは法定後見人の関与を原則とするが，未成年者を治療している専門家が不適切であると考える場合はこの限りではない。治療者は，いつ(日時)，親，両親，法定後見人と連絡をとろうとしたかあるいはしなかったか，そして連絡がついたかつかなかったか，また，未成年者の親，両親，法定後見人と連絡をとることが不適当であると考えた理由を診療録に記載するものとする。(傍点付加)

証拠法1014条5項：民法25条9項に準じて未成年者が精神科治療を希望しそれを受けている状況では，そうした精神科治療やカウンセリングを行なっている専門家には，治療者‐患者関係の免責特権がある(傍点付加)。

未成年者の記録の開示

カリフォルニア州における未成年患者の記録に関する法令のうちのいくつかを以下に示す。

民法4600条5項：他のどんな法律の規定にも関係なく，医療や歯科治療，学校の記録に限らず，未成年者に関するあらゆる記録や情報を，親が閲覧することは，親権がないという理由では拒否されない。

健康と安全に関する法律123115条：未成年者の代理人には以下…の場合，未成年患者の診療録を閲覧あるいはコピーを入手する権利は認められない。…代理人が診療録を閲覧すれば，未成年患者との治療関係が損なわれたり，未成年者の身体的安全や精神的健康に有害であると，治療者が判断する場合。

成年とみなされる未成年者（成年擬制）
成年擬制に関するカリフォルニア州の法令のいくつかを以下に示す。

民法62条：以下の記述に該当する18歳以下の者は法律上，成年として扱われる。(a) 合法的に婚姻したことのある者，その婚姻が解消され終結しているか，継続しているかに関わらない。(b) アメリカ合衆国のいずれかの軍隊で任務についている者。(c) 郡の高等裁判所から成年擬制の宣告を受けた者（その宣告を受けるには14歳以上でなければならない）。

民法63条：成年擬制の生じた未成年者は，以下について同意できる年齢に達しているとみなされる：(a) 両親の同意や知るところなく，あるいはその責任下でなく身体的，歯科的，精神科的治療を受けること。

未成年入院患者の権利

カリフォルニア州は，健康福祉機関と精神保健局と共同で21頁からなる小冊子『未成年者の権利の手引き』を出版している。この冊子は，私立の精神科急性期治療施設に任意入院して治療を受けている14歳から17歳の未成年者に渡される。この小冊子の表紙の見開き頁には未成年者に以下のような告知がなされている。"もしあなたが，この手引きに記載されている権利を，適切な手順を踏まずに否定されたと思う場合は，地域の精神保健機構にいる，

患者の権利擁護担当者に電話するようにしましょう。その住所と電話番号は，この手引きの背表紙に掲載されています"。この手引きには，未成年者が法律上，以下の権利を有することが示されている。

1. 臨床評価の再検討
2. 患者の権利擁護者に会うこと
3. 自分の服を着ること
4. 自分の持ち物を所持すること
5. ちょっとした買い物をするのに妥当な額の金銭を所持し，その使用を認められること
6. 電話の使用
7. 訪問者との面会
8. 切手を含む，手紙を書くための用具をいつでも入手し，そして開封していない手紙を授受すること
9. 自分の持ち物の保管場所

　この手引きには，親や保護者が未成年患者を，上記のこうした権利を認めない施設に入所させることはできないことも記されている。施設の職員が未成年者の権利を認めないことはできるが，上記の項目1, 2を拒否することはできない。施設は"妥当な理由"に基づく根拠を示さないと未成年者のどの権利をも拒否することはできない。"妥当な理由"に基づく根拠とは，権利を否定しなければ，未成年者に自傷他害の恐れがある場合や施設が深刻な被害を受ける場合に限られる。罰やしつけ，職員の都合は"妥当な理由"に基づく正当な根拠とは認められない。

　上記権利のうちどれかひとつでも拒否する場合は，なぜその権利を認めないかの理由を未成年者に告知しなければならない。権利を否定した事実とその否定理由を診療録に記載しなければならない。未成年者の権利は，否定する理由がなくなり次第，即刻回復されなければならない。

ま と め

　未成年者の治療に携わるためには自州の該当する法律に精通しておく必要がある。親や法定後見人が未成年の子供に関する記録の閲覧を要求した場合，それを認めるか否かは，子供にとって何が一番よいことかを目安にして決めるべきである。カリフォルニア州では父母（親権の有無は問わない）と法定後見人が未成年者の診療録を閲覧する法的権利を持っているが，「未成年患者との治療関係や未成年患者の心身の状況を損なう恐れがある場合」，閲覧を拒否する法的権利が治療者に認められている。親の同意なしに未成年患者を診る状況はあり得る。未成年者を診療するに至った対応の経緯を診療録に明確に記載しなければならない。カリフォルニア州で未成年者を診ている臨床家が，未成年者の父母あるいは法定後見人と連絡を取ろうとした場合は，いつそうしたか，またそうしなかった場合は，連絡を取ることが好ましくないと考えた理由を診療録に記載しなければならない。未成年者が入院治療中に認められている権利には，父母が奪うことのできないものもある。

関係する判例

原告：ウィスコンシン州 対 S. H.
No. 90-0766-CR
ウィスコンシン控訴裁判所第四支部（1990年）

　S. H. は自分の子供に対する性的暴行で告発され，その弁護のためカウンセリングセンターに，わが子の診療録の写しを提出するよう圧力をかけた。S. H. は診療録の開示を求めたが，母親と子供の保護者は子供の代理として心理士 - 患者関係の特権を主張した。

【判決】
　裁判所はその記録の免責特権を認め開示すべきでないという判決を下しS. H. は

控訴した。控訴裁判所は第一審裁判所の判決を支持した。

議論のための問題点

1. 10代だが自分には成年擬制が適応されるといって診療を求めてきた患者がいる。どういう証明書を要求するか。
2. 親の同意なく未成年者の精神療法を行なってもよいのはどういう場合か。その場合，診療録に何を記載しておくのか。治療費の支払い義務は誰にあるのか。
3. 未成年の子の精神科診療録を親が閲覧請求したとき，治療者が応じないのはどういう場合か。
4. 親権を持たない親が，未成年患者の精神科診療録のコピーを請求してきた場合，どう対応するか。
5. 未成年者の祖父（母）が孫に精神療法を受けさせようと連れて来た。法的に有効な同意を得るにはどうすればよいか。

● **事例**

16歳の少年が親の同意なく専門治療を求めてきた。その少年は薬物を乱用しており，両親には知られたくないと言う。離婚問題と親権に関して係争中の両親の心労をこれ以上増やしたくないので，受診したことを両親のどちらにも知らせないでほしいと言う。この少年を診察するか。診察する，あるいはしない理由は何か。この未成年者の診療録に何を記載するか。（付録Kを参考に答えること）。

第10章
患者に対する診療録開示

　患者が来て「自分の診療録を閲覧したい」と言ったらどうするか。どういう対応をするだろうか。この種の問題が生じたら慌てるだろうか，それとも落ち着いていられるだろうか。この章の目的は，診療録閲覧に関する患者の権利に対する理解を深め，こうした権利を治療者がどう守るかについて助言することである。診療録の所有権は治療者側にあるが，診療録を作るのは患者と治療者双方の利益のためである。請求にどう対応するのが適切だと考えられるかについても検討する。

診療録に関する患者の権利

開示に関する公的指針

　診療録に含まれる情報の所有権は患者にあり，正式な請求があれば患者あるいは法的に指名された代理人に開示しなければならない。患者が診療録を閲覧する権利に関して，治療者として知っておくべき指針がいくつかある：

- 心理士の指針：APAの*心理療法を行なう人のための一般的指針*（1987）では，患者は心理療法の診療録を閲覧する権利を有するとされている。内容を理解可能な言葉で説明できる心理士の同席のもとでの開示が推奨されている（項目 2.3.7 参照）。

- 社会福祉士に対する指針：(a) 社会福祉士は，患者が自分に関する記録を面倒なく閲覧できるようにしなければならない。記録を閲覧することにより重大な誤解が生じたり，患者に悪影響を及ぼす心配がある場合は，記録を理解する手助けをし，記録に関する患者の相談に乗らなければならない。社会福祉士が記録のすべてあるいは一部を開示制限しなければならないのは，患者が記録を見れば患者に重大な悪影響を及ぼすという，明らかな証拠がある例外的な場合に限られる。患者が閲覧を求めたこと，および一部あるいはすべての記録を開示しない理由を，患者記録に記載しなければならない。(b) 患者に記録を開示する場合，社会福祉士は記録に含まれる，患者本人以外で身元のわかる人物や記載のある人物に関する情報の機密を守る手段を講じなければならない（全米社会福祉士協会の倫理規範，1996，1.08 記録を見る権利）。
- 州法の指針：患者が記録を閲覧する権利に関する法律は州により異なるが，治療者の記録を閲覧可能にするべきだ，という趨勢にある。以前カリフォルニア州では，患者には診療録の要約を閲覧する権利があるとされた（Quinn, 1990, p.16）。カリフォルニア州免許を持つ治療者がこの州法について知らされた頃，我々は患者が記録を閲覧する権利について，電話で何件もの問い合わせを受けた。このことがもとで，患者の診療録を閲覧する権利に関するカリフォルニア州の健康と安全に関する法律（CHSC）123110 条を知らない治療者がいるということを知ったのである。

CHSC123110 条に定義が規定されている。法律の要点は下記に述べる：

- 精神保健記録とは，精神障害の診断と治療に関する患者記録を指し，アルコールと薬物乱用に関する記録も含まれる。
- 患者記録の閲覧や複写に関してはCHSC25252条で規定されている。原則的に，患者や法定代理人であれば誰でも，診療録の閲覧あるいは写し

をとることを書面で請求できる。書面による請求を受領してから5就業日以内の勤務時間内に，これに応じなければならない。患者は自分で選んだ者を1人同伴することが許される。
- 治療者は複写にかかる費用を請求することができるが，1頁あたりの規定価格を超えてはならない。
- 開示請求の受領後15日以内に複写資料を送付しなければならない。

開示の拒否

署名のある，法的に有効な開示請求書が提出されれば，患者に未払いがある，新しい治療者にどれだけの知識があるかをよく知らない，あるいはその他のいかなる理由によっても情報の開示を拒否することはできない。情報は患者に所有権があり，治療者のものではないことを忘れてはならない。閲覧や複写を拒否する権利についてはCHSC25253条に規定されている。記録の開示が患者に有害である場合や深刻な悪影響を及ぼす危険があることが明らかな場合は，閲覧や複写を拒否することができる。この場合は請求された診療録に，請求年月日と閲覧や複写を拒否する理由とともに，具体的な悪影響やもたらされ得る有害な結果について詳細に記載しなければならない。その場合でも，患者の請求があれば患者の指名する臨床医あるいは心理士には，閲覧や複写を認めなければならない。患者の閲覧権を拒否する場合には，患者の指名する資格を持った専門家（臨床医，心理士，あるいは臨床社会福祉士）であれば閲覧したり写しを受け取ることができることを，患者に伝えなければならない。そのような請求があれば患者記録に残さなければならない。

ファックス送付による開示

医療関係者の間には，ファックスで送られた署名が法的に有効であるかどうかについての誤解がある。法令によって特に手段が定められていなければ，紙面に残された署名はどんな形態でも構わない。しかし，開示にこの通信手段を認めると言明されていない限り，ファックスによる情報開示を許諾して

はならない。許諾した場合は，情報を送信する際に情報の受け取りを許可された人物がファックス機の傍らにいることを，電話等で確認しなければならない。

表紙　開示する情報を送る前に，以下の事項の入った表紙を送信する必要がある：

- 送信者の住所，電話，およびファックス番号
- 送信日時
- 送信する頁数
- 意図する受信者名
- 受信者の住所，電話，およびファックス番号
- 何を送信しているか
- 情報の機密性に関する記述
- 認められた受信者以外の者が受診した場合にとるべき処置

（ファックス送信票の表紙の例については付録Hを参照）

開示の承諾

　第三者に開示する場合は常に記録に残しておかなければならない。そうすれば治療者のみならず患者を保護するための正確な記録を確実に残し得る。患者の署名した診療録開示許諾書は，召喚状，裁判所令状，後見人からの書簡やこれに類するものと共に診療録の一部として保存しなければならない。法的命令により開示する場合には，開示年月日，送付した書類や情報内容をそのまま添えて，開示命令がどの法律条項に基づいて出されたものかを記載しておかなければならない。

　患者はいつ開示の承諾を撤回してもよく，当初の指示通りすでに資料が送付されてしまっていない限り，撤回要求を認めなければならない。撤回通告

書には年月日と患者の署名が入っていなければならず，診療録の一部として保存しなければならない．

患者の承諾のない開示

患者の承諾なく診療録を開示できるのはどういう場合か．下記に開示の許される場合を示した．

暗黙の承諾

患者の明確な承諾なしに情報開示請求できるのは，緊急医療を行なうために患者治療に関する具体的情報が必要な場合である．電話あるいはファックスによる請求は，情報開示を行なう前にその請求の信頼性を治療者が確認しておかなければならない．

監察医への開示

患者の死亡状況に関して警察の検死官が捜査しなければならない場合がある．検死官への情報開示については患者の承諾をあらかじめ得ておく必要はない．

他の医療従事者への開示

治療者はしばしば他の医療従事者や施設から資料を受け取る．これを診療録の中に入れれば追加記録の一部とみなされるが，書簡として保存することもできる．できればこうした資料は書簡として保存し，有効な請求があれば，発信者か発信元の施設にそこからの資料の開示請求を受けたことを通知した上で開示を行なう．通知があれば，どこで誰宛てにその内容が開示されるのかを発信元で正確に記録に残しておくことができる．

未成年者の診療録の開示

カリフォルニア州では未成年者とは18歳未満の者すべてであると定義されている。また同意に関して法律上成年擬制を適用される者はこの項の対象外である。

法律上，未成年者の親権を持つ親は，子供の記録の開示を承諾する権限を持つ。18歳未満の患者を扱う治療者は次の事柄に留意すること：

- 児童の治療に関する州法を知っておく
- 親と子供の同席のもとで，治療者の方針と法律について口頭で説明する
- 治療者が告知した内容とそれについて理解を得たということを記載した書類に，親と子供の署名を得る
- 親と子供の双方から，診療録開示を承諾する署名を得るようにする

承諾なしに開示した場合の責任

倫理的告発

秘密情報を承諾なしに開示した場合，倫理的告発や免許剥奪の申立てを受けたり，民事責任を問われることがある。治療者に対する申立てを倫理委員会が検討し調査できるのは，申立てを受理した専門職組織に治療者が所属している場合のみである。

治療者が倫理違反でAPAに訴えられるとどうなるか。APA（1992）の*心理士の倫理原則と行動規範*はカリフォルニア州心理士学会（CPA）にも採択されている。治療者がAPAあるいはCPAの会員であれば所属組織の管轄である。APAの「倫理原則」項目5.02には，秘密を守ることが治療者の最も重要な義務であると記されている。患者の承諾を得ず患者の夫に診療録を見せたのは倫理違反であると患者が治療者を訴えたとしよう。治療者が違反行為を犯したとされた場合，下記のうちのひとつあるいはそれ以上の処分を受ける：

- 取り消し，停止命令（つまり，臨床業務停止）
- 監督指導下で業務を行なう
- 再教育，再訓練，あるいは再指導を受ける
- 鑑定，その結果により治療も受ける
- 業務停止猶予観察期間とする

このような処分と同時に，以下の制裁のひとつを受けることもある：(a) 懲戒，(b) 譴責，(c) 会員資格剥奪や除名，あるいは (d) 辞任要求。治療者の免許に関しては倫理委員会の管轄外であり，治療費の返却を倫理委員会が治療者に命じることもできない。

免許認可当局による処分

治療者は州から免許を受けており州法による制約を受ける。治療者に免許を発行した当局が，治療者に対する懲戒処分を発動する根拠があるかどうかを決定する。カリフォルニア州では医道審議会が精神科医を，心理士審議会が心理士を管理し，行動科学審議会が社会福祉士および夫婦・家族・児童のカウンセラーを管理する。免許停止や取り消しについては社会福祉士に関するものは実業および専門職法4982条に，夫婦・家族・児童のカウンセラーに関するものは4992条3項に定められている。基本的にはいずれの審議会も下記を職業倫理に反する行為であるとみなす：

- 免許を受けた業務に関係する犯罪行為
- 詐欺，欺瞞，虚偽の申告により免許を得た場合
- 規制のある物質や劇薬の乱用
- 業務遂行における重大な過失あるいは能力不足
- 審議会の定めた規則の違反あるいは違反の企て
- 免許，教育あるいは資格条件の種類や状態の詐称
- 被免許者が他人になりすます，あるいは他人に自分の免許を使用させる

- 非免許者に対する免許を要する行為の幇助あるいは教唆
- 意図的あるいは無思慮に患者に対して危害を加える
- 免許された職務資格に関する不誠実,不純,あるいは不正行為
- 患者との性的不品行
- 保持する免許の範囲を超えた業務を遂行できる振りをする
- 秘密漏洩
- 治療開始前に料金を開示しない
- 患者紹介の代償に金銭を支払う,受け取る,または要求する
- 虚偽の,誤解を招くような,または欺瞞に満ちた広告
- 心理検査や評価尺度を公然と複製したり説明する
- 審議会の規則違反となるような指導行為すべて
- 正式に指導下にある者が,その者の教育,訓練,あるいは経験以上のことができる振りをすることを認める

注:業務および専門職に関する法律2960条は,心理士免許の停止および取り消しについて規定しており,上記に挙げた項目と同じ問題の多くを網羅している。

民事訴訟

承諾なしの開示が下記の3つの範疇のものであれば,治療者は民事責任を問われる可能性がある。

過失　秘密情報の開示が患者の正式な承諾や有効な裁判所命令,有効な召喚状なしに行なわれたり,開示を必要とするか許可する法律に基づく開示ではないなら,守秘義務違反である。治療者に対して秘密情報を漏洩した過失を問うという民事訴訟を起こすためには,患者は (a) 治療関係が存在し,(b) 治療者が守秘義務違反を犯し,(c) 損害を被り,かつ (d) その損害が守秘義務違反により生じた,ということを証明しなければならない。患者が被った

損害や被害は，開示した結果生じた収入減，あるいは身体的，精神的障害のいずれでもよい。

　プライバシーの侵害　通常の感受性をもつ人間であれば，激怒するか，精神的苦痛を感じたり，不快に思うような私生活の不当な侵害を意味する。患者が金銭的な損害や被害を証明する必要はない。プライバシーの侵害の結果もたらされた精神的苦痛に対する賠償が認定され得る。治療者が公衆あるいは公衆に知れ渡ることが確実なくらい多くの人に対して個人情報を暴露すれば，高度な侵害であるとされる。故意でなく，治療者の過失により情報を開示した場合も対象とされる。

　精神的苦痛を故意に与えること　開示により患者に大きな精神的苦痛をもたらすような治療者による故意の情報開示を指す。情報の種類は極端で途方もなく，適切な行動である境界をすべて逸脱している必要がある（患者がHIV陽性であることを漏洩するなど）。そのことにより生じた損害が立証できなくても患者に賠償が認められ得る。

ま と め

　現在約半数の州には患者に自分の診療録を閲覧する権利を認める法律がある。また，患者の診療録を閲覧する権利に関する自州の法律を知らない治療者が存在することも事実である。治療者自身の州法を知っておくことが切に望まれる。疑問があれば同僚や弁護士に相談するように。

関係する判例

カター　対　ブラウンブリッジ
228 Cal. Reporter 545 Cal. Ct. App.（1986年）

ニューウェル・I・カター2世は1976年から1982年にかけて臨床社会福祉士免許を持つロバート・ブラウンブリッジから精神療法を受けた。ブラウンブリッジはカターに，やりとりのすべてと診断に関する秘密は守られると告げた。

　カターの前妻の求めに応じて，ブラウンブリッジはカターの診断名および予後に加えて，不利な個人情報の細部を明らかにする文書を作成した。カターはブラウンブリッジがカターのプライバシーの権利を侵害したと訴えた。ブラウンブリッジは，カターに他害の危険があり，警告義務があったため意見書作成は民事責任を免れると反論した。

【判決】
　カリフォルニア高等裁判所は，ブラウンブリッジが故意にカターについての資料を公表したのは患者のプライバシーおよび秘密を保持される権利の侵害にあたると認めた。

ジェーン・ドウ 対 ジョアン・ロウとピーター・ポウ
最高裁判所，ニューヨーク郡
400 N.Y.S. 668 N.Y. 最高裁判所（1977年）

　1977年までニューヨーク州には守秘義務違反の判例がなく，プライバシーの権利に関する慣習法が認識されたことがなかった。裁判所命令により関係者にはすべて偽名が用いられた。ジェーン・ドウは元精神科主治医ジョアン・ロウと心理士ピーター・ポウを訴えた。

　ジェーン・ドウの精神療法を終了してから8年後に，ロウ医師は夫であるポウ氏と共著の本を出した。この本にはドウの考えや気分，感情，性的関係，そして結婚の破綻について書かれていた。ロウ医師はこの本を出版することへの同意を，ジェーン・ドウの治療中に得たと主張したが，文書による同意はなかった。したがって患者による同意は得られていなかったものとされた。

【判決】
　ニューヨーク郡最高裁判所はジェーン・ドウの損害賠償を認め，医療職の知的好奇心は守秘義務を凌駕しないとした。共著者，相続人，および代理人は未来永劫，この本の配布と販売を禁止された。

ワッタース 対 ディン
633 N.E. 2d 280
(Ind. App. 1 Dist. 1994 年)

　ヴィッキー・ワッタースとデビッド・ディン（ヴィッキーの前夫でヴィッキーの子供の実父）は子供の親権変更訴訟の係争中であった。ワッタースやその夫ウィリアムには通知されずに，ウィリアムの精神科治療記録を請求する文書提出命令（つまり，公判中に証人が裁判所に関連資料を持ってこなければならない）が聖フランシス病院に送達され，親権訴訟に使用された。記録によるとウィリアムは以前の継娘を性的虐待し，自殺未遂後任意入院していた。

【判決】
　ワッタース夫妻は病院とディンに対して訴えを起こした。控訴裁判所は病院には診療録を開示した責任はないという即決裁判の判決を支持した。ディンはワッタース夫人に文書提出命令を通告しなかったという訴訟法違反を犯したが，親権の聴聞会に鑑みてディンの請求に違法性はなく，その聴聞会でのみ制裁が可能である。

議論のための問題点

1. 患者の診療録閲覧権に関するあなたの州の法律はどうなっているか。
2. 治療者が治療経過記録をテープに録音している場合はどうか。患者はこのテープを請求する権利があるか。
3. 治療者がプロセスノートを作っている場合，患者にこの記録を請求する権利があるか。
4. 治療経過記録をテープに保存するのは賢明だろうか。
5. 患者記録（署名した開示同意書以外）をコンピュータに残すことについて検討すること。
6. 連邦法で精神医療記録を患者が閲覧する権利を定めることの是非について考えよ。
7. 治療者が記録に残したことを問題にし，患者が書き換えるように要求した場合，居住する州にこうした状況に関する法律がなければどうす

るか。
8. 患者が診療録を閲覧している間，治療者がそばにいて説明したり質問に答えたりするという方針である場合，その時間に対する代金を患者に請求するのは妥当か。

● **事例**

患者の診療録閲覧権に関する法律のない州で働いている治療者が，子供の治療をしており，治療を受けている父親が子供の診療録の閲覧を求めた。治療者はどうすべきか。治療者が心理士であるか社会福祉士であるかによって対応が異なるだろうか。両親が離婚しており親権は双方にあっても，子供を治療に連れてきたのが母親で治療費も支払っているとしたらどうだろう。このことは影響するか。(考えられる解答については，付録Kを参照)。

第11章
診療録の保存と廃棄

 この章の目的は，治療終結後の記録に関する臨床家の責任について確認することである。診療録の保存に関して法律上の規定が存在するか。治療終結後どれくらいの期間，患者の診療録を保存すればよいのだろうか。患者の診療録を廃棄してよい時期に関して治療者が考慮する事柄についても議論した。精神保健に関わる者がこうした問題に慎重を期してうまく対応すれば患者の利益になる，と示すことができれば幸いである。

保存に関する公的指針

 いくつかの学会が以下に挙げるような保存に関する指針を作っている。

 米国心理学会 心理療法を行なう人のための一般的指針 (1987, sect. 2.3.6)：心理士は「定められた方針に従って」保存するべきである，とされている。診療録は心理士（あるいは心理士が働いている施設）に所有権がある (sect. 2.3.7)。

 米国心理学会 治療提供に関する専門的指針 (1981, sect. 2.3.4)：記録の保存期間は該当する法律が存在するところでは州法に従うべきであるとされている（法律が存在しなければ診療録の保存期間は3年間で，その後は要約

もしくは全記録を 12 年以上保存しなければならない)。カリフォルニア州では医療従事者は，患者の退院後最低 7 年間診療録を保存しなければならないとされている；例外は未成年者の場合で，18 歳の時点で最低保存期間の 7 年を経過していても，その後さらに最低 1 年間保存しなければならない（カリフォルニア州健康と安全に関する法律 123145 条)。

心理カウンセリング専門的指針：法的規制が存在しない場合は 14 年間診療録を保存するようにこの指針では薦めている。全記録または要約はさらにその後 3 年間保存すべきである。

米国カウンセリング学会　倫理規則および職務規範(1995, sect. B.4.a)：「診療録の要件」として，カウンセラーは「患者に治療を提供するのに必要な間，かつ法律や規則，あるいは所属機関や施設の規定で定められている期間」診療録を保存すべきである，とされている。

米国夫婦・家族療法学会　倫理原則（1991）：秘密が保持されるような患者記録の保存法を勧告している。

州法　どれくらいの期間記録を保存すべきかについて，国全体としての明確な見解はない。州により法律が異なるが，たいていの場合「病院記録」の保存期間について規定がある。州による相違は以下のようなものである：

- カリフォルニア州──7 年間ただし患者が 18 歳に達するまでに廃棄してはならない
- マサチューセッツ州──30 年間
- ニューヨーク州──6 年間
- ネバダ州──5 年間
- ペンシルバニア州──15 年間

- サウスダコタ州——永久保存
- テキサス州——10年間

カリフォルニア州では免許をもつ医療従事者はみな，記録をすべて7年間保存しなければならない。

保管に関わる特殊用件

事務記録 事務記録は州法で規定された保存期間の方が長くない限り，税務署の要求する期間保存する。

健康管理機構（HMO）とPPO 第三者支払い機構が保存期間を指示することがある。HMOやPPOは通常，厳密に使途を検討し，質を確かめる機能を持っている。これは診療録に基づいて提供された治療行為を振り返って検討することにより行なわれる。カリフォルニア州で心理士が州の公的医療補助制度の下で業務を行なう場合は，診療録のすべてと面接予約簿を3年間保存しなければならない。もっとも，カリフォルニア州法に基づく7年間保存が優先される。

患者の福祉 患者にとっての有益性を考慮することも忘れてはならない。保存期間を過ぎ害を及ぼす可能性を秘めた（しかし患者には重要でなくなった）診療録を保存していることで生じる危険はどういうものだろうか。治療の継続性など多くの点で，診療録が患者の利益になることを述べてきた。患者があなたの治療を離れ，後に別の治療者の治療を受けることになった場合，あなたには治療のいくつかの点を書面化する必要があるかもしれない。あなたの診療録は患者が最良の治療を受けるのに必要な継続性をもたらす重要な情報となるだろう。

適切に保存するための助言 本書の初めの方で示した心理士の倫理原則と

行動規範 2.3.7 には「心理士は患者診療録の秘密性を守るためのシステムを確立，維持しなければならない（第2章を参照）」とある。診療録の秘密性は心理学のみに限らない。米国夫婦・家族療法学会（1988）は，患者診療録は秘密を守ることが可能な方法で保存しなければならない（p.3）としている。米国精神医学会は「医学倫理原則，特に精神科医療に関する注釈つき」（1989）で，精神科診療録は厳重な注意をもって守らなければならない（p.410）としている。厳重な注意とはどういう意味か。下記のような予防措置を講じるべきであろう：

- 鍵のかかる頑丈な戸棚に診療録を保存する
- 権限を持たない人間の目に触れない場所に記録を保存する
- 遺言状に診療録を保存する権限を委譲する人間を明示する

廃　棄

廃棄に関する公的指針

診療録を廃棄する時期が来たら，どういう方法で適切に処分するか。様々な学会が出している指針を下記に挙げる：

米国夫婦・家族療法学会　倫理原則（1991, sect. 2.3）：「夫婦・家族療法を行なう者は秘密を保持できる方法で診療録を保存あるいは廃棄しなければならない」

米国カウンセリング学会　倫理規則および職務規範（1995, sect. B.4.b）：ここでも「カウンセラーが作成，保存，移送，あるいは廃棄するカウンセリング記録は何であれ，書類，録音テープ，コンピュータその他保存されている媒体に関わらず，秘密を」保持することの重要性を強調している。

廃棄方法

　保存する必要がなくなった診療録は，シュレッダーにかける，燃やす，リサイクルに出す，あるいは他の方法で処分する必要がある。外部の業者と契約してもよいが，診療録を治療者以外の者が廃棄する場合でも，守秘義務は治療者にあることを忘れてはならない。大量の診療録を廃棄する場合は，シュレッダーを購入することを考えよう。

ま　と　め

　診療録の保存は患者の利益になる。規範および倫理規則のいずれに照らしてみても，診療録を秘密保持が確保される方法で保存する必要があるのは明らかである。診療録の保存期間は州法によって定められており，読者は自州の規定を調べ，州によりこの規定が異なることを認識しておくとよい。疑問があれば法律家に相談すること。

　診療録の廃棄に関する指針は関係諸学会が出しており，業務解説書にも掲載されている。診療録を必要期間保存した後，秘密を保持できる方法で処分する必要がある。万が一，治療者が死亡した場合や退職した場合のために，指名した治療者あるいは患者が選んだ治療者に診療録を譲渡するように取り決めておかなければならない。

関係する判例

フィンクルの遺産
385 N.Y.S. 2d 343（1977年）

　精神科医フィンクルは生前，遺言執行人に開業権を売却するように指示し，診療所の鍵を仲間の精神科医ジョーンズに渡した。フィンクルの死後，ジョーンズ医師は急を要する医療の必要な患者の治療を行なった。ジョーンズ医師から鍵を受け取った遺言執行人は，フィンクルの診療録がすべてなくなっていることに気づいた。

資産のうちの未収金を請求するために，ジョーンズ医師に診療録を返却するように求めた。ジョーンズ医師がこれを拒否したため，訴訟に持ち込まれた。

【判決】

ジョーンズ医師には診療録の所有権はないという判決が下された。ジョーンズ医師が診療録を保存したために生じた損害は全額，事実認定され，補償されるとした。

議論のための問題点

1. 30年以上診療録を保存する利点は何か。欠点は何か。
2. 処分の可否はどうして判断するか。
3. 要約だけを残して診療録を処分する場合，この要約をどの程度詳細にしなければならないか。数行で十分だろうか。
4. 診療録の所有権は治療者にあるのに，なぜ治療者が保存期間を決めることができないのか。
5. 治療者の没後はすべての記録を処分するように遺言に残すことはできるか。
6. 遺言に診療録をどうするか記載しておくと，治療者によい結果をもたらすか。
7. 診療録の廃棄処分委託契約を結ぶことは治療者にとって有益だろうか。
8. 治療者が診療録の不要部分を廃棄処分すれば，後に訴訟になった場合に証拠隠滅と見なされることはないか。
9. 法定期間が過ぎ全記録を廃棄することが可能になるまでは，診療録の古い部分に保存期限切れの印鑑を押すことについてはどう考えるか。

● 事例A

3年以上経過した記録をすべて廃棄することに決めた治療者がいる。州法の規定は知らない。咎められれば診療録は「古くて不要だった」と言うつもりである。このやり方についてどう考えるか。これはあなたの住む州の法律

では合法だろうか。これは精神療法を行なう者として，標準的な診療と言えるだろうか。

● 事例B

治療者がある会社と古い診療録の廃棄処分契約を交わした。この会社のシュレッダーが壊れ，担当者は残りの診療録を家に持ち帰り暖炉で燃やした。燃え滓は塵箱に捨てた。しかし，完全に燃えたわけではなかったので，患者の身元と診療情報を同定できるものがいくつかあった。このことに対する治療者の責任はどの程度あるか。(考えられる解答については，付録Kを参照)。

● 事例C

患者が9ヵ月にわたる治療の後，治療費の支払額を請求するため領収書を保険会社に提出した。保険会社は患者から診療録を開示する同意書に署名を得た。治療者が保険会社に診療録を残していないと伝えたため，保険会社は記録に残されていない治療行為は存在しなかったと見なして支払いを拒否した。この例で起こり得ることは何か。

第 12 章
結び，およびよくある疑問

適切な診療録の保存

　よい記録を残しておくと，治療が円滑に進み，治療者の精神療法の技術は向上し，診療業務の管理が滞りなくできる。治療者が訴えられたとしても，注意深く残された患者記録が治療者に対する法的判断を左右することがある。いい加減なあるいは略した記録しか残っていなければ，治療者は職業倫理にもとっているか，思いやりがないか，あるいは嘘つきのようにみなされるだろう。診療録が完璧であればその治療者は有能であるとみなされる。また治療者の判断は，裁判所では遡及的に検討される。したがって診療録には，その時点で得られた情報に基づき治療者が合理的な判断を下したということが示されていなければならない。診療録作成に時間を費やしたり手間をかける必要はない。ただ，診療録には，治療者が診断を下すのに充分注意を払ったことや，必要な場合は他の専門家に相談したこと，そして患者に関する危険因子をすべて検討したという証拠が示されていなければならない。

　難解な略語や判読不能のメモを書かないようにする。また，非常に感情的な判断や軽蔑的な内容は書かないこと。なお記録を訂正する場合には注意を要する。訴訟になった場合，訂正はもとの記録の「改ざん」とみなされることがある。

　診療録に記載する内容は患者の治療を進める上で必要な事柄のみにしなけ

ればならない。残すべき記録はプロセスノートではなく，治療経過記録である。行動に関する所見を含めて明確に記載することが重要である。Hall（1988）が診療録に関する問題点を鋭く指摘している：「この問題（診療録）に関し，治療者が…教育や訓練に費やす時間は非常に微々たるものである」（p.3）。

秘 密 保 持

精神療法の治療関係において最も重要なことはおそらく知り得たことの秘密保持であろう。治療者に伝わる情報が守られていると治療を通して患者が感じるようでなければならない。したがって，治療を開始する前に治療者は守秘義務の限界について説明することが重要である。Stromberg ら（1988, p.387）は次のいずれかの場合が生じれば秘密を保持される権利を失うことを治療者が患者に書面で告知するように薦めている。

- 患者が開示に同意した
- 法律上，出来事を報告する義務がある
- 保護義務がある
- 保険支払い機構が開示を必要とする
- 法律上開示を要する
- 患者が訴訟を起こした
- 非常事態

診療録の保存と廃棄

学会の指針と州法の双方で記録保存が義務付けられている。州により法律が大きく異なるため，記録を保存するか期間を決める際に自州の法律をよく確認しなければならない。また，診療録にもはや意味のない資料が含まれている場合もあるため，他所に診療録を移管したり送付する前には，内容を確

認し，不要なものを整理する。

　診療録を廃棄するにあたっては秘密保持の考えが貫かれていなければならない。治療者自身がシュレッダーにかけるのが最も望ましいが，診療録の廃棄業務を委託したり廃棄処分する契約を結んでもよい。燃やすなどの廃棄方法でも構わない。いずれにせよ，廃棄に関する責任は治療者にある。

結びにあたっての助言

治療者が遵守するとよいと思われる要点を結びに挙げる。

- すべて記載する（「記載のない事柄は起こらなかった」という格言を忘れないでおこう）
- 治療に対する同意をいつでも撤回することができることを患者に告知する
- 希望すれば，他の治療者の意見を求めることができることを患者に告知する
- 診療の頻度と時間，おおよその期間について患者に告知する
- 治療費，電話診療費，予約に来なかった場合や直前に取り消した場合の扱い，それに支払方法について，治療開始前に説明する
- 治療方法に関する患者の疑問にはいつでも対応することを言明する
- 消去できない黒インクで記録を残す
- 消去してしまわず，取り消し線を引き，上に書くか別に記載し直す

関係する判例

マクマスター 対 アイオワ州心理士免許管理委員会
No. 354/92-1904 アイオワ州最高裁判所（1993 年）

　マーシャ・マクマスターは心理士トッド・ヘインズの精神療法を受け，結局 2 人

は結婚した。その後マーシャは心理士スーザン・ギュンターの治療を受けるようになった。ヘインズがマクマスターと心理士‐患者関係にあった間の行動に問題ありと告発され，アイオワ州心理士免許管理委員会はマクマスターの同意を得ずに，ギュンターの診療録を請求した。

【判決】

罰則付き文書提出命令（召喚状）が出されたのに対し，アイオワ州最高裁判所は心理士免許管理委員会に公的利益がプライバシー権を凌駕することを証明するように求めた。以下は最高裁判所がギュンターに対する診療録提出命令を無効としたあらましである。

1. 捜査を進めるのに必要であるため，この介入は正当化される。
2. 懲戒聴聞会との関係で証拠として診療録が必要である。
3. 心理士免許管理委員会は召喚状を発行する前に，患者に知らせ，同意を得る努力をしなければならない。
4. 心理士免許管理委員会は承諾なしに診療録が開示されないよう予防策を講じなければならない。
5. 心理士免許管理委員会は，診療録を見ることが法的に必要なのか，一般的な方針なのか，あるいは公益になるのかを立証しなければならない。

アイオワ州最高裁判所は心理士免許管理委員会に召喚状請求の裏付けをするように裁判を差し戻した。

よくある疑問

心理療法士やカウンセラー研修生からよく質問される事項を下に挙げる：

Q1. 診療時間中に診療経過記録を書くのと後で書くのとに違いがありますか。

A. ありません。まず患者と相談しましょう。あなたのやりたい方法を告げて，了承してもらってください。

Q2. 保険会社の「診療録を過去に遡って検討する」とはどういう意味ですか。
 A. 診療録を過去に遡って検討するとは，治療者が何をして患者がどう反応（進歩）したかを，後で診療開始時から検討することです。
Q3. 患者から記録を残さないように言われた場合，どうすればよいでしょうか。
 A. 記録を残さないことは職業倫理にもとることを話してください。利点を患者に説明しましょう。
Q4. 患者から診療録の閲覧を求められた場合，どう対応すべきでしょうか。
 A. 診療録を開示しましょう。開示するのに気がかりがある場合は，自分の記録方法を再検討した方がよいでしょう。
Q5. 以前診ていた患者の診療録開示を請求する電話を受けた場合，どうすればよいでしょうか。
 A. まず，請求者にその人物があなたの患者であったかどうかさえ返事できないことを伝えましょう。次に，患者であると称する者の署名と日付が記入されている，有効期限を特定した開示同意書を請求者が貰っていなければならないことを伝えましょう。
Q6. 他の州に引越した患者が診療録原本を含む書類一式を送るように求めてきた場合，どう対応するべきでしょうか。
 A. 診療録原本の所有権は患者にはありません。あなた自身がこのことを元患者に説明してもよいでしょうし，現在の治療者に説明を依頼することもできます。
Q7. 診療録を患者用に複写する費用を請求してもよいでしょうか。
 A. 自州における1枚あたりの請求可能な最高額を調べましょう。多くの場合，州法で規定されています。
Q8. 患者が治療者をつけまわす場合，どう対応すべきでしょうか。
 A. 他の治療者に相談し，例えば拘束命令を発動するなど，どういう対処が可能かを考えましょう。どう対処するかは，患者の診断により決まります。

Q9. 治療を終了しているにもかかわらず未収金のある元患者から，精神療法診療録の請求があった場合どう対応するべきでしょうか。未収金を支払い終わるまで診療録の開示を保留してもよいでしょうか。

A. 複写にかかる費用を請求することはできますが，未収金の存在を理由に診療録開示を保留することはできません。

Q10. 患者に対する守秘義務は患者の死後も保障されますか。

A. 保障されます。患者が死亡しても，故人の代理人が情報開示の同意書に署名しない限り，治療者は死亡した患者の秘密を守らなければなりません。

Q11. 免許管理委員会が治療者に対する訴訟を起こした場合，調査や訴訟にかかった費用が治療者に請求されるのでしょうか。

A. 居住している州法を調べる必要があります。カリフォルニア州に関して言えば，答えは「請求されます」。

Q12. 免許管理委員会が治療者に対する訴訟を起こした場合，訴訟関連費用は医療過誤保険で支払われますか。

A. そういう場合の特約をしていない限り支払われません。

Q13. 診療開始前に患者になるかもしれない人に診療費を開示しなかったことを理由に，治療者が免許停止処分を受けることがありますか。

A. カリフォルニア州では，「あります」。治療者の居住する州法により異なります。

Q14. 診療行為すべてをどうすれば記録に残すことができますか。

A. すべてを記載することは不可能です。治療者は何が重要であるかを判断しなければなりません。

Q15. 診療録に記載するのには時間がかかります。時間を節約する方法がありますか。

A. 重要でない言葉を省くことです。付録Bの症例記録の例を見るなど，この本をよく読んでください。

第 V 部
付　録

付録A
判　例

第1章　患者と治療者の保護
　ニューヨーク州：ホワイトリー　対　ニューヨーク州（1968）
　ミシガン州：デトロイト・エディソン　対　連邦労働関係局（1979）
　ノースカロライナ州：ホワイト　対　ノースカロライナ州免許管理委員会（1990）
　ニューヨーク州：スジオビック　対　ニューヨーク教育省（1991）

第2章　秘密保持の限界
　サウスダコタ州：シェーファー　対　スパイサー（1974）
　イリノイ州：ドナルド・ペプスワースに関するカーシー・アニタ博士の控訴（1983）

第3章　適切な記録の内容
　〈誤診〉
　アイオワ州：ケネス・ベーカー夫人　対　アメリカ合衆国（1964）
　アラバマ州：北アメリカ生命健康保険会社　対　バーガー（1981）
　〈インフォームド・コンセント〉
　アラバマ州：アンダーウッド　対　アメリカ合衆国（1966）
　ミシガン州：ストウァース　対　ウォロヅコ（1971）
　〈未成年者の治療〉
　イリノイ州：ダイメック　対　ナイキスト（1984）

第4章　家族，夫婦および集団精神療法
　カリフォルニア州：ギティ　対　カンディラキス（1991）
　カリフォルニア州：ジェームス・W　対　高等裁判所（1993）

第5章　スーパービジョンと研修
　ニューヨーク州：コーエン　対　ニューヨーク州（1975）

第6章　自傷の恐れ
　ニューヨーク州：ウィリー・イーディ　対　ジャコブ・アルター（1976）
　カリフォルニア州：ベラー夫妻　対　グリーンソン（1977）
　カリフォルニア州：ジョンソン　対　ロサンゼルス郡（1983）

第7章　他害の恐れ

　カリフォルニア州：タラソフ　対　カリフォルニア州立大学評議委員会（1975）
　メリーランド州：ショー　対　グリックマン（1980）
　ネブラスカ州：リパリおよびエルコーン銀行　対　シアーズ・ローバック社およびアメリカ合衆国（1980）
　カリフォルニア州：ドイル夫妻　対　アメリカ合衆国（1982）
　ミネソタ州：ケール他　対　ミネソタ州他（1982）
　ミシガン州：デイビス　対　リーム（1983）
　ミシガン州：クライト　対　アメリカ合衆国（1983）
　コロンビア特別区：ホワイト　対　アメリカ合衆国（1986）
　カリフォルニア州：検察局　対　ケビン F.（1989）
　ニューヨーク州：オリンガー　対　ロトキン（1990）

第8章　虐待

　テキサス州：W.C.W.　対　バード（1992）
　イリノイ州：サリバン　対　チェッシャー（1994）

第9章　未成年者の治療

　ウィスコンシン州：ウィスコンシン州　対　S.H.（1990）

第10章　患者に対する診療録開示

　カリフォルニア州：カター　対　ブラウンブリッジ（1986）
　ニューヨーク州：ジェーン・ドウ　対　ジョアン・ロウとピーター・ポウ（1977）
　インディアナ州：ワッタース　対　ディン（1994）

第11章　診療録の保存と廃棄

　ニューヨーク州：フィンクルの遺産（1977）

第12章　結び，およびよくある疑問

　アイオワ州：マクマスター　対　アイオワ心理士免許管理委員会（1993）

付録B
症　例

例	アン	イレイン		女性		14.2	8-16-80
姓	名	ミドルネーム		性別	婚姻状況	年齢	生年月日

○○市レークビュー通り 10034		0001-XXXX	(909) 000-0001	
住所		郵便番号	電話番号	

学生	ラブリー高校	○○		(909) 000-0002
職業	勤務先	勤務先住所		勤務先電話番号

例	ボブ	（米国内では）同居	海外石油連合		イラン	
氏名（父親）		同居の有無	勤務先		勤務先住所	勤務先電話番号

例	メアリー	同居	法律事務所	○○	(909) 001-1111
氏名（母親）		同居の有無	勤務先	勤務先住所	勤務先電話番号

なし	母親が毎回支払う		両親	
保険の種類			親権	

母親	メアリー	例	メアリー	アンと同じ	
紹介者		請求先		住所	電話番号

SS#	000-00-0000		SS# 555-555-555	
患者の社会保険番号			親の社会保険番号	

年月日	経過	診療費
10-28-94	個別面談（前半メアリー，後半アン）	＃ 100.00（領収済）

母親（メアリー）による病歴：

主訴：「今年になってアンが学校をずる休みするようになった。常に成績は上位だったが，今では中の下である」。また，情緒不安定で，「よく泣く」。

生活史：カイザー病院（フォンタナ）で出生。南カリフォルニアで育つ。父親（ボブ）はイランの油田で働いている。「18ヵ月間海外勤務の後，30から45日間帰米するという勤務を続けている。9月中旬に海外に戻ったばかりである」。年齢40歳。母親（メアリー）は大学に通って病院経営学修士を取り，今年9月20日から働き始めた。年齢39歳。同胞なし。注：母親が学校に行き仕事に就いたのは「家で退屈」だったからである。

学校：今年アンは中学3年生になった。「常に上位の成績をとる生徒」。注：メアリーが以前の成績表を郵送するか持参する予定。「読書が大好きである」。特に具体的な将来の目標はない。「作家になりたいと言ったことがある」。

健康状態：（162.5cm，52kg）「良好」学年初めに健康診断を受けた。

生育歴：「正常」入院を要する重篤な疾患や障害なし。薬物／アルコール使用なし。自殺のほのめかしや企図なし。精神療法歴なし。

アンによる病歴：
主訴：ずる休みと宿題をしないために成績が低下したことを自覚している。「大学に行きたいので」落第したくない。「父親が海外に旅立つ前の週にボーイフレンドと別れた」のと関係しているという。その後母親が仕事を始めた。「話す相手が誰もいなくなった」。薬物やアルコールを使用していないことを確認。過去2ヵ月間「不幸」だったが，希死念慮は否定。読書が好きでテレビはほとんど見ない。(本の)作家になりたい。
志向×3
3つの願い： 1) 作家になりたい
2) ボーイフレンドとよりを戻したい
3) 母親と父親の両方に家にいて欲しい
母親／父親と一緒に 11/4/94 に面接予定　　　　　署名／XYZ医師

11-2-94　電話記録：成績表が見つからないと母親から報告あり。11-4-94 に相談しようと伝える。

11-24-94　電話記録：母親から教師が皆，「成績，出席率，態度が著明な改善」と知らせてきた。アンに話してよい。

終了時のまとめ：
計8回の面接後，治療者，アンと母親双方が治療終結を合意。治療中アンは学校を一度もずる休みせず，行動目標を100％達成した。また学期末の成績はA3個とB3個に戻り，100％行動目標を達成。
経過良好

付録 C
経過記録の例

名前：例　アン　　　年月日：　11-4-94　　15＿＿＿　30＿＿＿　45　X　60＿＿＿

個人：＿＿＿＿＿　キャンセルの有無：＿＿＿＿　緊急：＿＿＿＿＿　診療所：　　X　　
カップル：＿＿＿＿　キャンセル遅れ：＿＿＿＿　来院せず：＿＿＿＿　病院：＿＿＿＿
家族：　X　　時刻通り：　　X　　　遅刻：＿＿＿＿＿　その他：＿＿＿＿
集団：＿＿＿＿＿

客観的所見／外観／気分：母親と父親と一緒に面接。
内容／話題：話し合ったこと：1）インフォームド・コンセント，2）秘密保持の限界，
　　　　　　3）治療計画を一緒に立てる，4）知能テストと学力テストを行なう。
重要／最近の出来事：母親は心理検査の支払いを了承。できる限り早い機会に予約する。
課題／宿題：アンは向後1週間学校をずる休みせず，毎日1時間宿題をする。

診断：　309.4　適応障害，情緒と行為の混同した障害を伴うもの　　疑い・新規・変更なし

治療計画：　継続　　新規　　変更　　　紹介：　内科：
自殺：　　　有　　　無　　　　　　　　　　　精神科：
暴力：　　　有　　　無　　　　　　　　　　　神経内科：

次回面接：　11-9-94　　　　　　　　　　　署名：　署名 XYZ 医師

名前：例　アン　　　年月日：　11-9-94　　15＿＿＿　30＿＿＿　45　X　60＿＿＿

個人：　　X　　　　キャンセルの有無：＿＿＿＿　緊急：＿＿＿＿＿　診療所：　　X　　
カップル：＿＿＿＿　キャンセル遅れ：＿＿＿＿　来院せず：＿＿＿＿　病院：＿＿＿＿
家族：＿＿＿＿　　時刻通り：　　X　　　遅刻：＿＿＿＿＿　その他：＿＿＿＿
集団：＿＿＿＿＿

客観的所見／外観／気分：母親に連れられて来院。外観良好。自発的に話す。
内容／話題：催眠療法を使用。反応良好。「先週は3回ずる休みしたくなったがしなかった。
　　　　　　さぼらないのはしんどかった」
重要／最近の出来事：ノウ博士による知能検査と学力検査，11-4-94 指示分。
課題／宿題：このまま毎日宿題を続けてする。自分で時間を決める。また，ずる休みをしない。

診断：　309.4　　　　　　　　　　　　　　　　　　　　　　　　　疑い・新規・変更なし

治療計画：　継続　　新規　　変更　　　紹介：　内科：
自殺：　　　有　　　無　　　　　　　　　　　精神科：
暴力：　　　有　　　無　　　　　　　　　　　神経内科：

次回面接：　11-18-94　　　　　　　　　　　署名：　署名 XYZ 医師

名前：例　アン　　　年月日：　11-18-94　　15　　　30　　　45　X　60

個人：　　X　　　キャンセルの有無：　　　　　緊急：　　　　　　　診療所：　X
カップル：　　　　キャンセル遅れ：　　　　　来院せず：　　　　　病院：
家族：　　　　　　時刻通り：　　X　　　　　遅刻：　　　　　　　その他：
集団：

客観的所見／外観／気分：母親が仕事のため叔母に連れられて来院。気分状態は著明改善。

内容／話題：「先週は学校をずる休みする気にはならなかった」。「宿題をするのが楽しかった」。試験結果についての話－催眠。

重要／最近の出来事：「国語で物語を書き A+ を貰った」。注：IQ は 95% 以上のレベルで、学力検査もすべてレベル以上。

課題／宿題：このまま毎日宿題を続けてする。

診断：　309.4　　　　　　　　　　　　　　　　疑い・新規・変更なし

治療計画：　継続　　新規　　変更　　　　紹介：　内科：
自殺：　　　有　　　無　　　　　　　　　　　　精神科：
暴力：　　　有　　　無　　　　　　　　　　　　神経内科：

次回面接：　11-25-94　　　　　　　　　署名：　署名 XYZ 医師

名前：例　アン　　　年月日：　11-25-94　　15　　　30　　　45　X　60

個人：　　X　　　キャンセルの有無：　　　　　緊急：　　　　　　　診療所：　X
カップル：　　　　キャンセル遅れ：　　　　　来院せず：　　　　　病院：
家族：　　　　　　時刻通り：　　X　　　　　遅刻：　　　　　　　その他：
集団：

客観的所見／外観／気分：母親に連れられて来院。気分，外観とも良好。これまで通り自発的。

内容／話題：治療者に読んでほしいと物語を持参。この 1 週間もずる休みする気がおこらなかった。また宿題をするのが楽しい。教師の評価に肯定的に反応。

重要／最近の出来事：催眠療法，再度行なう。

課題／宿題：このまま毎日宿題を続けてする。

診断：　309.4　　　　　　　　　　　　　　　　疑い・新規・変更なし

治療計画：　継続　　新規　　変更　　　　紹介：　内科：
自殺：　　　有　　　無　　　　　　　　　　　　精神科：
暴力：　　　有　　　無　　　　　　　　　　　　神経内科：

次回面接：　12-1-94　　　　　　　　　　署名：　署名 XYZ 医師

名前:例　アン　　　年月日: 11-30-94　　15　X　30　　　45　　　60

個人:＿＿＿＿＿＿　キャンセルの有無:＿X＿　緊急:＿＿＿＿＿　診療所:＿＿＿＿＿
カップル:＿＿＿＿　キャンセル遅れ:＿＿＿＿　来院せず:＿＿＿＿　病院:＿＿＿＿＿
家族:＿＿＿＿＿　時刻通り:＿＿＿＿＿＿　遅刻:＿＿＿＿＿　その他:＿電話連絡＿
集団:＿＿＿＿＿　　　　　　　　　　　　　　　　　　　　　　　　　　　請求なし

客観的所見／外観／気分:

内容／話題:

重要／最近の出来事:「母方の祖父が死亡し，東部に行っている。12-7-94 まで戻らない」
　　　　　　　　12-13-94 に予定変更。

課題／宿題:

診断:＿＿＿＿＿＿＿＿＿＿＿＿＿＿＿＿＿＿＿＿＿疑い・新規・変更なし

治療計画:　　継続　　新規　　変更　　　紹介:　　内科:
自殺:　　　　有　　　無　　　　　　　　　　　　　精神科:
暴力:　　　　有　　　無　　　　　　　　　　　　　神経内科:

次回面接:＿12-13-94＿＿＿＿＿　　　　署名:＿署名 XYZ 医師＿＿＿＿

名前:例　アン　　　年月日: 12-13-94　　15　　　30　　　45　X　60

個人:＿X＿＿＿　キャンセルの有無:＿＿＿＿　緊急:＿＿＿＿＿　診療所:＿X＿＿
カップル:＿＿＿＿　キャンセル遅れ:＿＿＿＿　来院せず:＿＿＿＿　病院:＿＿＿＿＿
家族:＿＿＿＿＿　時刻通り:＿X＿＿＿　遅刻:＿＿＿＿＿　その他:＿＿＿＿＿
集団:＿＿＿＿＿

客観的所見／外観／気分:母親が仕事のため叔母に連れられて来院。以前と同様，外観良好であ
　　　　　　　　　るが，寂しげ。

内容／話題:治療者の休暇を伝える。95年1月まで面接なし。「O.K.」。「いずれにせよその
　　　　　　間の2週間学校に行かない」。祖父の死について話す。再び催眠。

重要／最近の出来事:治療者が12月に2週間休暇の予定。

課題／宿題:宿題を続ける。2つの授業の期末レポート。2週間の休暇の間に宿題をすると
　　　　　約束。

診断:＿309.4＿＿＿＿＿＿＿＿＿＿＿＿＿＿＿＿疑い・新規・変更なし

治療計画:　　継続　　新規　　変更　　　紹介:　　内科:
自殺:　　　　有　　　無　　　　　　　　　　　　　精神科:
暴力:　　　　有　　　無　　　　　　　　　　　　　神経内科:

次回面接:＿1-4-95＿＿＿＿＿　　　　　署名:＿署名 XYZ 医師＿＿＿＿

第V部　付　録

名前：例　アン　　　年月日：　1-4-95　　15　　　30　　　45　X　60

個人：　X　　キャンセルの有無：　　　　緊急：　　　　　　診療所：　X
カップル：　　　　キャンセル遅れ：　　　　来院せず：　　　　病院：
家族：　　　　　　時刻通り：　X　　　　　遅刻：　　　　　　その他：
集団：

客観的所見／外観／気分：気分および外観良好。母親に連れられて来院。

内容／話題：「新しいボーイフレンドができた」「何もかもうまくいっている」「もうここに来なくていいみたい」2-3-95 に今学期終了。

重要／最近の出来事：「休暇中，母が私と一緒に長時間過ごしてくれた。昔していたようによく話した」。最終面接について説明。

課題／宿題：2月7日予定の最終面接までに必要があれば電話連絡できることを伝える。

診断：　309.4　　　　　　　　　　　　　　疑い・新規・変更なし

治療計画：　継続　　新規　　変更　　　紹介：　　内科：
自殺：　有　　無　　　　　　　　　　　　　　　　精神科：
暴力：　有　　無　　　　　　　　　　　　　　　　神経内科：

次回面接：　2-7-95　　　　　　　　　署名：　署名 XYZ 医師

名前：例　アン　　　年月日：　2-7-95　　15　　　30　　　45　X　60

個人：　X　　キャンセルの有無：　　　　緊急：　　　　　　診療所：　X
カップル：　　　　キャンセル遅れ：　　　　来院せず：　　　　病院：
家族：　　　　　　時刻通り：　X　　　　　遅刻：　　　　　　その他：
集団：

客観的所見／外観／気分：気分および外観良好。母親に連れられて来院。

内容／話題：治療終了について。その他，1）新しいボーイフレンド，2）母親とよく話すようになり関わりが増えた。

重要／最近の出来事：「今学期の成績はA3つ，B3つ」，経過良好。

課題／宿題：

診断：　309.4　　　　　　　　　　　　　　疑い・新規・変更なし

治療計画：　継続　　新規　　変更　　　紹介：　　内科：
自殺：　有　　無　　　　　　　　　　　　　　　　精神科：
暴力：　有　　無　　　　　　　　　　　　　　　　神経内科：

次回面接：　治療終了　　　　　　　　　署名：　署名 XYZ 医師

付録 D
治 療 計 画

名前：アン・例
11-4-94

問題領域：
1. 学校の出席率と宿題
2. 学校の成績
3.
4.

行動目標：　　　　　　　　　時間枠：
1. 無断欠席を 75％減らす　　 1. 3ヵ月
2. 成績をすべて B か A にする　2. 3ヵ月
3.　　　　　　　　　　　　　3.
4.　　　　　　　　　　　　　4.

身につける考え／技術：
1. 勉強するよい習慣をつける
2. 大学に入るためには成績が重要であることに焦点を当てる
3.
4.

題材／活動：
1. 催眠療法：(a) 記憶を高める示唆，(b) 出席率の改善，および (c) 宿題の改善
2. 言語指示的精神療法－現実志向療法
3.
4.

付録 E
診療費用の請求

患者氏名：＿＿＿＿＿＿＿アン・例＿＿＿＿＿＿＿＿＿＿＿＿＿＿＿
医療費請求先：＿＿＿＿＿メアリー・例＿＿＿＿＿＿＿＿＿＿＿＿＿
＿＿＿＿＿＿＿＿＿＿＿10034　レークビュー通り＿＿＿＿＿＿＿
＿＿＿＿＿＿＿＿＿＿＿カリフォルニア州どこか　　00001＿＿＿
＿＿＿＿＿＿＿＿＿＿＿一面接あたり100ドル＿＿＿＿＿＿＿＿＿

年月	内容	時間	請求額	支払額
10-28-94	個人精神療法（病歴）	50分	100.00	100.00
11-4-94	精神療法（母親／父親）	50分	100.00	100.00
11-9-94	個人精神療法	45分	100.00	100.00
11-18-94	個人精神療法	45分	100.00	100.00
11-25-94	個人精神療法	45分	100.00	100.00
12-13-94	個人精神療法	45分	100.00	100.00
1-4-95	個人精神療法	45分	100.00	100.00
2-7-95	個人精神療法	45分	100.00	100.00

治療終結

付録F
インフォームド・コンセント

　私（我々），メアリーおよびアン・例は，治療計画の到達点，目標，方法および時間枠について治療者XYZ医師と話し合いました。上述した事柄が治療の進行に伴って変更される可能性があることを理解しています。私には治療を拒否したり，精神療法を終結することを選ぶ権利があります。予定される治療についてその危険性，他の選択肢および内容を十分に理解しています。これらに限らずその他の問題についても，私の求めに応じて治療者からの説明が得られることを知っています。これをもって私の治療計画に記載されている目標を達成するよう努力することに同意します。また私が具体的に書面で承諾しない限り，他人に私とわかる情報はどんな形でも，治療者が使用することを厳禁します。この同意書に私が署名することに対する圧力や強制はありません。

　私は治療者に面接1回あたり100ドル支払うことに同意します。

　　年月日：10 - 28 - 94 ＿＿＿＿＿＿＿＿＿＿＿＿＿＿＿＿＿＿＿＿＿
　　署名：自署／メアリー・例　自署／アン・例＿＿＿＿＿＿＿＿＿＿
　　立会人：(自署)／立会人名＿＿＿＿＿＿＿＿＿＿＿＿＿＿＿＿＿＿

付録 G
録音・ビデオ記録のための同意書

この同意書は，＿＿＿年＿＿＿月＿＿＿日の甲（治療者名）と乙（患者名）の同意に基づくものです。甲（治療者名）はビデオテープ／録音テープを教育，治療，および研究のために使用することを望み，教育，治療，および研究のためにこうしたテープを使用することを是認し賛同していただけるようお願いします。下記の通りに関係者双方により合意が得られています：

1. 乙（患者）は向後ビデオテープ／録音テープを用いて，甲（治療者）の診察室で個人療法の記録を行なうことに同意します。
2. 上述のビデオテープ／録音テープは精神保健医療の進歩に貢献するためだけに用いられ，これに関する教育，治療，および研究活動の目的にのみ供され，他のいかなる目的にも使用されません。
3. 甲（治療者）はこれらのビデオテープ／録音テープを直接あるいは間接的に供覧するにあたって，＿＿＿（患者名）の氏名を用いることなく，またその使用を許可することもないことに同意します。
4. 乙は向後，甲（治療者）のみが上述のビデオテープ／録音テープに関する所有権を有することに同意する。
5. これらのビデオテープ／録音テープを使用するにあたって，金銭的な代償を求めることはありません。

_____
治療者（甲）　　　　年月日

_____
患者（乙）　　　　　年月日

_____
立会人　　　　　　　年月日

付録 H
同意書のファックス表紙

これから送付するものをすぐに下記の者にお届けくださいますようお願いします。
名　前：＿＿＿＿＿＿＿＿＿＿＿＿＿＿＿＿＿＿＿＿＿＿＿＿＿
会　社：＿＿＿＿＿＿＿＿＿＿＿＿＿＿＿＿＿＿＿＿＿＿＿＿＿
FAX 番号：＿＿＿＿＿＿＿＿＿＿＿＿＿＿＿＿＿＿＿＿＿＿＿
送付元：＿＿＿＿＿＿＿＿＿＿＿＿＿＿＿＿＿＿＿＿＿＿＿＿＿
日　付：＿＿＿＿＿＿＿＿＿＿＿＿＿＿＿＿＿＿＿＿＿＿＿＿＿
案　件：＿＿＿＿＿＿＿＿＿＿＿＿＿＿＿＿＿＿＿＿＿＿＿＿＿

表紙を含む総ページ数：
1 枚でも受信していないページがあれば，直ちに電話連絡してください：(　　)＿＿＿

◆◆◆◆◆◆◆◆◆◆◆◆◆◆極秘事項の送信◆◆◆◆◆◆◆◆◆◆◆◆◆◆

添付書類は＿＿＿＿＿＿＿＿＿が送付するもので，プライバシーに関わる，または秘匿特権つき情報を含みます。この情報は送付状の名前の者のみの利用に供するものです。あなたが意図した受信者でない場合は，この情報を部分的であっても，これを利用したり，漏らしたり，あるいは複製することは許されていません。誤って受信された場合には，直ちに電話（　　　）　　の＿＿＿＿宛に連絡してください。書類を当方負担で返送していただけるよう手続きを取ります。

付録 I
カリフォルニア州における秘密保持の限界：患者への配布文書

　治療中に話したことを含めてあなたのプライバシーの権利を尊重します。あなたは秘密保持の限界をよく知った上で，治療の中で何を話すのか判断を下すべきであると思います。
　以下に述べる状況が生じれば，機密情報を所定の第三者機関に開示しなければなりません。

(01)　あなたに自傷他害の恐れがある
(02)　あなたが罪を犯そうとして，あるいは犯罪幇助のため，あるいは捜査や逮捕から逃れるために治療を求めている場合
(03)　治療者が精神鑑定を行なうために裁判所から任命されている場合
(04)　刑事裁判において精神状態を鑑定する目的で精神療法の専門家が面接する場合
(05)　責任能力を立証するための手続きの一環として面接が行なわれる場合
(06)　治療者が公務員に提出しなければならない報告書を作成するため，あるいは公的機関に記録を残す必要のある情報を得るために面接を行なう場合で，こうした報告書や記録が公開される場合
(07)　あなたが16歳未満の犯罪被害者である場合
(08)　あなたが未成年者で，児童虐待の被害者であると治療者が正当な理由をもって疑う場合
(09)　あなたが65歳以上で身体的虐待を受けていると治療者が考える場合。あなたが精神的虐待の被害者である場合も，治療者は情報を開示することがあります
(10)　あなたが死亡し，財産の利権に関わる譲渡証書や遺言その他のあなたが書いたものに関する問題を判断するのに，あなたの話したことが重要である場合
(11)　あなたが死亡し，財産の利権に関わる譲渡証書や遺言その他のあなたが書いたものに関してあなたの意図を判断するのに，あなたの話したことが重要である場合
(12)　あなたが治療者を契約不履行で訴えた場合，あるいは治療者があなたを訴えた場合
(13)　あなたの死後，あなたに関わりのある権利を主張する関係者相互の争点にあなたの話したことが重要な場合
(14)　あなたが誰かを告訴し，精神的／感情的障害を訴えの一部に含めた場合
(15)　秘匿特権をあなたが放棄した場合，あるいは治療者が部分的に開示することに同意した場合
(16)　あなたが治療費を支払わず，治療者があなたの債務を回収会社に依頼した場合

付録 J
カリフォルニア州における未成年者のための
同意と診療録開示に関する要件

患者が18歳未満の場合	治療するにあたって誰の同意が必要か	両親に治療のことを知らせてもよいか
A. 特殊な状況ではない場合	親権者／法定後見人	よい
B.(暗黙の同意)緊急事態で両親に連絡がとれない	同意書不要	よい
C.(同意権の譲渡)署名した書類がある	親権者が同意能力を委譲したと書類に記載されている者	よい
D.(成年擬制)		
1. 法律上正式に結婚したことがある，または結婚している	未成年者本人	未成年者本人の同意がないとできない
2. 兵役に現役で就いている	未成年者本人	未成年者本人の同意がないとできない
3. 15歳を超えていて，家族と同居せず経済的に自立している	未成年者本人	未成年者本人の同意がないとできない
4. 運転免許管理当局発行の成年擬制適応未成年者であると記載された身分証明書を持っている	未成年者本人	未成年者本人の同意がないとできない
E.(部分的成年擬制)		
1. 12歳以上で外来治療を要し，自傷他害の危険があり，児童虐待の被害者である可能性がある	外来精神科治療に関しては未成年者本人	医師が知らせるのは適切でないと判断しない限り，両親の関与が必要である
2. 12歳以上で薬物あるいはアルコールに関連する問題がある	薬物やアルコールの問題に関しては未成年者本人	同上
3. 性的暴力を受けたと訴えている	性的暴力の治療に関しては未成年者本人	両親が性的暴力の加害者でない限り，知らせる

付録 K
本文中の問題への解答

第1章　患者と治療者の保護（事例 B, p.17）

原資料の提出を求められた場合,「仕事の道具」を手元においておく必要があるので，これはひとつの対処法である。版権のあるものの複写問題が生じた場合，版権保持者に連絡するのが賢明である。版権保持者が顧問弁護士に版権を守るように求めることもあり得る。また，米国心理学会に連絡すれば，問題となっている検査の信頼性が失われる可能性があるため，この問題に関わってくれる可能性がある。

第2章　秘密保持の限界（事例, p.28）

「父親の手に違いないと思う」ので「おそらく父親が性的虐待を行なったのだろう」というような乏しい情報に基づいて，児童虐待通報はしない。たとえば，なぜ患者がそう「思う」のか，「おそらく」とはどういう意味であるか，といったことを知る必要がある。子供の頃とは，患者が何歳の時か。どこで起こったのか。こういう質問に対する反応から，状況が明らかになる。

第3章　適切な診療録の内容（事例 G, p.54）

治療者が患者のことで悩んでいる場合は，他の治療者に相談するいい機会である。相談を受けた者が治療者の治療計画を支持／確認するだけでも，最低，治療者のやり方が間違っていないと保証されるが，しばしば相談を受けた者は新しい発想や考え，対処方法などの，新たな代案を治療者に示してくれる。もちろんどんな相談も書類に残すべきである。

第4章　家族，夫婦，および集団精神療法（事例 A, p.60）

人は自分自身の診療録開示に関してのみ同意することができる。別々の診療録を作っていれば，妻の診療録のみを送る。診療録が別々でない場合に取るべき措置は，(a) 夫が秘密にしておきたい部分を除く，(b) 夫の記録を開示するための夫の同意を得る，(c) 裁判官が治療者に夫の記録を開示するように命じることがあることをわきまえておくことである。（もし裁判所命令が出た場合は，裁判官に「非公開で」［裁判官の部屋］患者診療録を検討して何を開示する必要があるか決めるように要求することができる）。

　この事例は，個人，夫婦あるいは家族を治療する場合，初回面接で取り上げなけ

ればならない秘密保持の問題に焦点をあてている。治療者の方針が，夫婦の一方のみと面接した場合の秘密保持を保証しない，というものであれば，一番はじめにこのことを宣言する必要がある。しかし，もしこういう方針でなく，配偶者1人のみの面接を行なった場合の秘密を保持しようとするなら，その場合は診療録を別々に作ることを勧める。秘密保持に関する取り決めに適った診療録でなければならない。例えば，HIV陽性の夫の診療録を分けて作り，もうひとつ夫婦用の診療録を作るとよい。このことは，別々の面接での会話の秘密は守られると夫婦に告知している場合には特に重要である。

　この事例でもう一点浮かび上がるのが，秘匿特権のある情報の問題である。つまり，誰が診療録を閲覧してよいのか，そしてそれはどういう状況でか，という問題である。この例では，妻側の弁護士は夫の同意書なしには夫に関するデータを含む診療録を請求することはできない。また妻の弁護士宛であっても，妻の同意書なしでは妻に関するデータを送ることはできない。妻に対して2人共通の診療録閲覧を認める同意書に夫が署名しなければ，治療者は妻の弁護士と連絡を取り，同意書を得ることができないため請求に応じることはできないことを伝えるとよい。もちろん，裁判官であれば同意書なしに診療録を請求することができ，治療者はそれに応じなければならない。

　治療者が診療録を別々にしていれば，共通の診療録を妻の弁護士に送ることに対して夫から同意を得やすいため，結果は異なってくるだろう。夫が最も心配する妻に知られたくない問題（HIV）が公にならないことが保証されるからである。

　最後に，患者記録全体のコピーを送る代わりに治療に関する要約を作ることを推奨する。状況に鑑みて適当であると考える情報を1頁にまとめたものでよい。同意書への署名を得る前に夫と妻に（要約の部分の）コピーを渡すようにする。

第6章　自傷の恐れ（事例A, p.81）

　ひとつの提案は，例えば夫婦喧嘩をしたか，など，妻が興奮した原因を夫が知っているか尋ねることである。これは患者から得た情報ではない。治療者は患者と話しておらず，患者を診ていないため，知らされた情報の信憑性についてはわからない。したがって治療者は夫に，妻を探し出して妻に診察を受けさせる助けを得るため，警察に届けるように助言するとよいだろう。夫からの情報とあなたが夫にどうするように言ったのかを記録に残す。

第7章　他害の恐れ（事例, p.99）

　「思い」と「行動」には相違があることをわきまえておく。妻の思いが怒りの表

現にすぎないのか，それとも夫に対する殺意であるのかを見極めなければならない。妻が実行に及ぼうとしたり夫を殺害する意図を見せたかどうかを見極めるように質問を組み立てなければならない。事実であれば，カリフォルニア州などいくつかの州では通報義務があり，治療者は警察と夫（夫が知っているものと想定しないこと）の両方に通報しなければならない。未遂行為がなければ，他害の恐れにより入院する必要があるかを評価し，治療者のしたことを記録し，通報した時間と相手の名前を記載する。

第8章 虐待（事例，p.107）

16歳の少女に成年擬制が適応されていれば，法律上は成年として扱われる。したがって16歳の患者が開示に同意しない限り母親に診療録を開示してはならない。父親が虐待のために服役中であるから，患者は同意書に署名するのに反対しないかもしれない。その場合は，診療録のコピーではなく母親に要約した報告書を送るという開示方法について説明する。何が開示されたのか，そして患者が同意し，署名した開示条件を具体的に記載する。

第9章 未成年者の治療（事例，p.117）

自州の法律を知っていなければならない。例えば，カリフォルニア州では薬物依存が問題となる場合は，12歳以上であれば年少者であっても，親権者の同意なしに診療してよい。これは治療者側の選択である。患者に支払い能力があるか，無料でも治療しようと思うのか考慮すること。両親の保険を使うつもりであれば，両親の知るところとなろう。また，子供の親権問題で治療者が裁判所に行くことにもなるだろうことも考えておく。治療者の診療録が裁判記録の一部分になるというつもりで記録を残す。これは他の専門家に相談する絶好の症例である（そして，もちろんこのことを診療録に記載する）。

第10章 患者に対する診療録開示（事例，p.130）

患者に対する診療録開示に関しての州法が存在しなければ，職業倫理規定を参照しなければならない。他の専門家に相談し，これを記録に残す。また法律関係者に相談するのもよい。

第11章 診療録の保存と廃棄（事例B，p.137）

治療者は診療録の廃棄に関する責任を負う。廃棄処分のために外部の会社を利用してもよいが，契約関係があり保険に入っている信頼できる会社と契約する。

付録 L
診療録に関する倫理規定

6つの精神保健分野における専門学会の診療録保存についての倫理規定は以下の通りである：
- 米国夫婦・家族療法学会（1991）
  AAMFT 倫理原則
  2.3. 夫婦・家族療法士は患者診療録を秘密保持される方法で保管，廃棄する。
- 米国カウンセリング学会（1995）
  倫理規則および職務規範
  B.4. 記録
  a. 診療録の必要性　カウンセラーは法律や規則あるいは組織や診療所の決まりに従って，患者に対する専門業務を行なうのに必要な記録を保存する。
  b. 診療録の機密性　書面，録音，コンピュータ上，あるいは他のいかなる媒体に保管した記録であるに関わらず，カウンセラーが作成，保存，移管，あるいは廃棄するカウンセリング記録の安全と秘密保持を確保する責任を負う（B.1 a 参照）。
  c. 記録あるいは見学の承諾　電子媒体を通して，面接の記録や見学を行なう場合には，事前に患者の承諾を得なければならない（A.3.a 参照）。
  d. 患者に対する開示　カウンセラーはカウンセリング記録を患者の利益のために保存することを認識し，理解力のある患者には，誤解を招く危険のある内容や患者に悪影響を及ぼす可能性のある記録でない限り，請求に応じて診療録を開示し，そのコピーを渡す。複数の患者が関与している場合は，他の患者に関する機密情報を含まない範囲に限り開示可能である（A.8., B.1.a，および B.2.b. 参照）。
  e. 開示あるいは移管　B.1. 項に挙げるような守秘義務の例外でない限り，正当な第三者に診療録を開示したり移管する場合には，カウンセラーは患者から承諾書を得なければならない。
- 米国精神医学会（1986）
  医学倫理原則，特に精神科に関する注釈つき
  4.1. ある人物が患者であるかどうかの表示を含めて，精神科診療録は厳重な注意をもって保護しなければならない。秘密保持は精神科治療には不可欠な

ものである。これは医師-患者関係の伝統的な倫理に基づくが，精神科治療の特殊性でもある。患者の人権問題に対する関心が高まり，電子化，複写機器や情報構築化がもたらし得る有害作用により，秘密情報がばら撒かれる危険がいっそう大きくなっている。精神科医が扱う情報は取扱いに注意を要する個人的性質のものであるため，第三者に患者情報を開示する場合は慎重でなければならない。患者の利益を常に忘れてはならない。

4.2. 精神科医は患者の承諾がある場合のみ，もしくは正当な法的命令の下でのみ秘密情報を開示することが許される。精神科医の患者に対する保護義務は，プライバシーを守られる権利を放棄することの意味を十分に患者に告知することを含む。こういったことが問題となるのは，患者が政府機関によって取り調べを受けたり，就職しようとする場合や，訴訟に巻き込まれた場合等である。政府機関や会社，労働組合，保険会社に附属する医療機関に対して治療に関する情報開示を行なう場合にも，同様の原則が適応される。学生健康相談で打ち明けられた患者の情報も，明白な承諾なしに開示してはならない。

4.5. 倫理上，精神科医は関係のある必要な情報のみ開示することが許される。事実であるかのように推察を伝えることは避けなければならない。個人の性的嗜好や空想内容のような取扱いに注意を要する情報は通常開示不要であると考えられる。

- 米国心理学会（1992）

心理士の倫理原則と行動規範

1.24　診療録とデータ

心理士は研究や診療，その他の業務に関する記録やデータの作成，保管，配布，保存，保有，および廃棄を行なうにあたり，法律を遵守し，かつこの倫理規定の条件を満たす方法をとらなければならない。

5.04　診療録の保管

心理士は自らの管理下にある診療録は，書面であれコンピュータ化されたものであれ，その他媒体の種類に関わらず，作成，保管，取り出し，移管，廃棄するのに相応の秘密保持を貫く。心理士は法律を遵守し，かつこの倫理規定の要件を満たす方法で，診療録を保管し廃棄しなければならない。

■ 集団療法学会（1989）
集団療法カウンセラーの倫理的指針
3. (e) 集団療法カウンセラーは記録テープの使用目的を参加者に知らせ，予め同意を得た場合に限り，集団療法の録画や録音をする。
3. (h) 集団療法カウンセラーは秘密保持を守ることのできる手段で，参加者の記録（書類，録音，録画テープなど）を保管あるいは廃棄する。

■ 全米社会福祉士協会（1996）
倫理規範
1.08 記録の開示
a. 社会福祉士は患者の合理的な請求があれば，本人の記録を開示しなければならない。患者に記録を開示することによって重大な誤解を生じる，あるいは患者に害を及ぼす心配のある場合，社会福祉士は患者が記録を理解する助けをし，記録に関する相談にのらなければならない。記録を閲覧することが患者にとって重大な害になるという確実な証拠がある例外的な場合に限り，記録の一部分あるいは全部についての閲覧制限を患者本人にかけてよい。患者の請求と記録の一部あるいは全部を開示しない理由を患者記録に書面で残す必要がある。
b. 患者に記録を開示する場合，社会福祉士は，記録に氏名の出てくる，または取り上げられている患者以外の者の秘密を守る手段を講じなければならない。

3.04 患者記録
a. 社会福祉士は妥当な方法を講じて正確に提供した業務内容がわかるよう記録を残さなければならない。
b. 社会福祉士は業務遂行を促し，将来患者が確実に継続した公的サービスを受けられるように，必要な文書を時機を逸することなく作成しなければならない。
c. 社会福祉士は文書を可能な限り適確に患者のプライバシーを守るように作成しなければならず，業務を遂行するのに直接関連のある情報のみを記載する。
d. 社会福祉士は公的サービス終了後も閲覧できるよう記録を保存しておかなければならない。記録は州法あるいは関連する契約で必要とされる年数の間，保管されなければならない。

付録 M
精神療法に関する法律用語集

■ 医療従事者
次に示す通りである。(1) 認可された医療施設，(2) 認可された診療所，(3) 認可された訪問医療提供企業，(4) 医師免許を持つ者，(5) 足治療士免許を持つ者，(6) 歯科医師免許を持つ者，(7) 心理士免許を持つ者，(8) 視能訓練士免許を持つ者，(9) 整体師免許を持つ者，(10) 夫婦・家族・児童のカウンセラー免許を持つ者，(11) 臨床社会福祉士免許を持つ者（健康と安全に関する法律 123105 条）。

■ 患者
精神状態に関する診断／治療のために精神療法家にかかっている者を指す（証拠法 1011 条）。

■ 患者診療録
形式や媒体の如何を問わず，医療従事者が保存または保管している，患者の病歴・診断・その患者に施された治療に関する記録である。他の医療従事者もしくは患者本人以外の者から信頼関係に基づいて得た情報は患者診療録にはあたらないので，こうした資料は閲覧や複写をする際に除いてよい（健康と安全に関する法律 123105 条）。

■ 守秘義務
これは患者が精神保健の専門家に信頼関係に基づいて話した情報を，承諾なしに開示されることのないよう患者を保護する倫理的責任のことである。守秘義務は本来，倫理的責任であるが，いくつかの州（カリフォルニア州を含む）の法律では，業務上知り得た秘密を故意に承諾なく漏らした場合，精神療法家はその資格を失うことがある旨規定している。また，多くの州法に（カリフォルニア州を含む），特定の条件下でその秘密を漏らすことを，命令また許可する旨の規定がある。

■ 召還令状（文書提出命令）
出廷し証言することを求め，かつあるいは，書類の提出を求める法律に基づいた命令文書を意味する。

■ 精神保健診療録
精神疾患の診断または治療に関する診療録である。物質乱用（薬物／アルコー

ル）の診療録もこの範疇に入るが，これのみに限らない（健康と安全に関する法律 123105 条）。

- 精神療法

カリフォルニア州法の定義によると，精神療法とは「情緒的，知的あるいは社会的に，能力を欠いたり適応できなくなっている者が，人間としての能力を高めるのを助けるために，また，気分，状態，考え方，行動を修正するために，治療関係の中で心理学的手法を用いること」とされている。

- 精神療法家（治療者）

精神療法を行なうことを許可された者，あるいは精神療法を行なうことを許可されていると患者がみなしている者をいう。カリフォルニア州では心理士，精神科医，結婚カウンセラー，臨床社会福祉士，研修医あるいは心理助手のような資格をもっている者を指す（証拠法 1010 条）。

- 精神療法家 - 患者関係における秘匿特権

精神療法家と患者との関係は特別で独特なものと考えられてきた。治療者と患者との間で束縛のない自由なやりとりを促進するため，社会は何人にもこのやりとりが開示されないように保護してきた。患者はごく限られた例外を除いて第三者に対する開示を阻止できる（証拠法 1014 条）。

- 成年擬制

これは，両親や後見人の権限から法律的に解放された未成年者のことである。カリフォルニア州法の下では 14 歳になれば，法律上の結婚をする，軍隊に入る，あるいは法律上定められた一定の要件を満たし，かつ裁判所に嘆願書を提出することで，未成年者は成年擬制となる。成年擬制となった未成年者は，法律上成年とみなされ医学的および心理学的治療に同意することができる。

- 秘匿特権

承諾なく裁判または他の訴訟手続きにおいて守秘義務を伴う情報を漏らされることがないという個人の権利を指す法律用語である。

<u>秘匿特権を持つ者</u>

訴訟手続きにおいて守秘義務を伴う情報を漏らされることのない秘匿特権を放棄する権利を持つ者である。「秘匿特権を持つ者」とは，
(1) 後見人や保護者の存在しない患者，(2) 後見人あるいは保護者が存在する場合はその者，(3) 患者が死亡している場合はその代理人（証拠法 1013 条）。開示を承諾する権限を持つ者から開示を指示された場合を除いては，治療者は患者の秘匿特権を（行使するために）主張すべきである（証拠法 1015 条）。

秘匿特権の例外

裁判あるいは訴訟手続きにおいて，守秘義務を伴う情報が漏らされることのない権利を個人が持たない状況を指す。これらの例外の中には，治療者が守秘義務違反を犯すことが法律的に許されるが，法的に強制されない場合についても詳述されている。秘匿特権の例外をいくつか下記に示す。

(a) 患者自身が訴訟当事者である場合の例外―患者の精神状態や情緒に関する争点があるとき（証拠法1016条）。

(b) 治療者が裁判所により指名された場合の例外―裁判所命令に基づき治療者が当該患者を鑑定するために指名された場合。「刑事訴訟手続き上被告人側弁護士からの請求により，被告人が心神喪失を申し立てる，あるいは精神的・情緒的な状態を根拠として抗弁を行なうかどうかを鑑定する目的で，治療者が裁判所により任命された場合，この例外は適用されない」（証拠法1017条）。

(c) 犯罪・不法行為における例外―犯罪・不法行為の手助けをするために，あるいは犯罪・不法行為の発覚や逮捕から逃れるために診療を求められた場合（証拠法1018条）。

(d) 死亡した患者における例外―遺言の有無に関わらず患者の代理人が承諾した場合や請求がなされた場合（証拠法1019法）。

(e) 治療者‐患者関係における義務違反が生じた場合―秘匿特権は失われる。違反（二者間の契約上の同意事項の違反あるいは不履行）は，治療者によるものでも患者によるものでも該当する（証拠法1020条）。

(f) 刑事事件の被告人の精神鑑定手続きの場合―刑事訴訟の被告人の請求に基づく精神鑑定が行なわれる場合，秘匿特権はない（証拠法1023条）。

(g) 自傷他害の恐れがある患者―患者が自分自身や他人，あるいは他人の所有物に危害を加える恐れのある，精神的あるいは情緒的状態にあると，治療者が正当な根拠をもって判断した場合，秘匿特権は失われる。予知された危険を防止するために患者情報の開示が必要である（証拠法1024条）。

(h) 法的責任能力を確立するための訴訟手続き―秘匿特権はない（証拠法1025条）。

(i) 必須の報告文書―公務員に提出を要する，また役所に記録を残す必要がある情報で公開文書である場合は，秘匿特権は存在しないことになる（証拠法1026条）。

- 秘密情報

「患者の診察により得た情報，治療関係の経過中に患者とその治療者との信頼関係に基づいて伝えられた情報のことであり，治療関係の中でなされた診断や指導内容を含む」（証拠法 1012 条）。患者や秘匿特権を付与された他の当事者は，法律で規定された特定の状況を除いて，訴訟手続きで秘密情報を漏らされない権利を持っている。

- 未成年者

カリフォルニア州においては成年擬制に該当しない 18 歳以下の者を指す。

文　獻

Ahia, C. E., & Martin, D. (1993). The danger-to-self-or-others exception to confidentiality (ACA Legal Series, Vol. 8). Alexandria, VA: American Counseling Association.

American Association for Marriage and Family Therapy (1991). AAMFT code of ethics. Washington, DC: Author.

American Counseling Association. (1995). Code of ethics and standards of practice. Alexandria, VA: Author.

American Psychiatric Association. (1989). Principles of medical ethics, with annotations especially applicable to psychiatry. Washington, DC: Author.

American Psychological Association. (1981). Specialty guidelines for the delivery of services by clinical psychologists. American Psychologist, 36, 640-651.

American Psychological Association. (1982). Ethical principles in the conduct of research with human participants. Washington, DC: Author.

American Psychological Association. (1987). General guidelines for providers of psychological services. American Psychologist, 42, 712-723.

American Psychological Association. (1992). Ethical principles of psychologists and code of conduct. American Psychologist, 47, 1597-1611.

Appelbaum, P. S. (1985). Tarasoff and the clinician: Problems in fulfilling the duty to protect. American Journal of Psychiatry, 142, 425-429.

Austin, K. M., Moline, M. E., & Williams, G. T. (1990). Confronting malpractice: Legal and ethical dilemmas in psychotherapy. Newbury Park, CA: Sage.

Bennett, B. E., Bryant, B. K., VandenBos, G. R., & Greenwood, A. (1990). Professional liability and risk management. Washington, DC: American Psychological Association.

Berger, M. (1982). Ethics and the therapeutic relationship: Patient rights and therapist responsibilities. In Rosenbaum, M. (Ed.), Ethics and values in psychotherapy: A guidebook (pp.67-95), New York: Free Press.

Bergin, A. E., & Lambert, M. J. (1978). The evaluation of therapeutic outcome. In A. E. Bergin & S. L. Garfield (Eds.), Handbook of psychotherapy and behavior change: An empirical analysis (2nd ed.). New York: John Wiley

Bursley, K. A. (April 6, 1988). [Letter to the California State Psychological Association].

CAL. Health and Safety Code Sections 123110; 123105; 123115; 123130; 123145

Chessick, R. D. (1977). Intensive psychotherapy of the borderline patient. New York: Aronson.

Choca, J. (1980). Manual for clinical psychology practicums. New York: Brunner/Mazel.

Cohen, R. J. (1979). Malpractice: A guide for mental health professionals. New York: Free Press.

Dawidoff, D. J. (1973). Some suggestions to psychiatrists for avoiding legal jeopardy. Archives of General Psychiatry, 29, 699-701.

Everstine, L., & Everstine, D. S. (Eds.). (1990). Psychotherapy and the law. New York: Grune & Stratton.

Fulero, S. M., & Wilbert, J. R. (1988). Record-keeping practice of clinical and counseling psychology: A survey of practitioners. Professional Psychology: Research and Practice, 19, 658-660.

George, J. C., & Sullivan, R. J. (May, 1990). Trends in malpractice claims. The California Psychologist.

Hall, J. E. (1988). Records for psychologists. Register Report, 14(3), 3-4.

Handelsman, M. M., & Gelvin, M. D. (1988). Facilitating informed consent for outpatient psychiatry: A suggested written format. Professional Psychology: Research and Practice, 19, 223-224.

Herlihy, B., & Sheeley, V. (1988). Counselor liability and the duty to warn: Selected cases, statutory trends, and implications for practice. Counselor Education and Supervision, 27(3), 203-215.

Huber, C. H., & Baruth, L. G. (1987). Ethical, legal and professional issues in the practice of marriage and family therapy. Columbus, OH: Merrill.

Kaplan, H. I., & Sadock, B. J. (1988). Synopsis of psychiatry (5th ed.). Baltimore: Williams & Wilkins.

Keith-Spiegel, P., & Koocher, G. P. (1985). Ethics in psychology: Professional standards and cases. New York: Random House.

Kernberg, O. F. (1975). Borderline condition and pathological narcissism. New York: Aronson.

Knapp, S., & VandeCreek, L. (1982). Tarasoff: Five years later. Professional Psychology, 13, 511-516.

Licht, M. H. (March, 1989). Ethical and legal issues: Therapy fee. The Professional Psychologist.

Mabe, A. R., & Roliins, S. A. (1986). The role of a code of ethical standards in counseling. Journal of Counseling and Development, 64, 294-297.

Mappes, D. C., Robb, G. P., & Engels, D. W. (1985). Conflicts between ethics and law in counseling and psychotherapy. Journal of Counseling and Development, 64, 246-252.

Miller, D. J., & Thelen, M. H. (1987). Confidentiality in psychotherapy: History, issues, and research. Psychotherapy, 24(4), 704-711.

Monahan, J. (Ed.). (1980). Who is the client? Washington, DC: American Psychological Association.

Monahan, J. (1984). The prediction of violent behavior: Toward a second generation of theory and policy. American Journal of Psychiatry, 141, 10-15.

National Association of Social Workers. (1996). Code of ethics. Silver Spring, MD: Author.

Noll, J. O., & Hanlon, M. J. (1976). Patient privacy and confidentiality at mental health centers. American Journal of Psychiatry, 133, 1286-1289.

Noll, J. O. (1976). The psychotherapist and informed consent. American Journal of Psychiatry, 133, 1451-1453.

Pope, K. S. (July-August, 1985). The suicidal client: Guidelines for assessment and treatment. California Psychologist, pp.1-2.

Pope, K. S. (1988). Avoiding malpractice in diagnosis, assessment and testing. Independent Practitioner, 8(3), 19-25.
Pope, K. S. (Spring, 1990). A practitioner guide to confidentiality and privilege: 20 legal, ethical, and clinical pitfalls. The Independent Practitioner, 10.
Quinn, V. (1990). Professional therapy never includes sex. Sacramento, CA: State Office of Procurement.
Rachlin, S., & Schwartz, H. I. (1986). Unforeseeable liability for patients' violent acts. Hospital and Community Psychiatry, 37, 725-731.
Remley, T. P., Jr. (1989). Counseling records: Legal and ethical issues. In B. Herlihy & L. B. Golden (Eds.), Ethical standards casebook (4th ed., pp.162-169). Alexandria, VA: American Association for Counseling and Development.
Remley, T. P., Jr. (1990). Safeguarding against ethical and legal danger points. Ann Arbor, MI: ERIC/CAPS Workshop.
Remley, T. P., Jr. (1993). "What responsibilities do I have for student counseling records ?" American Counselor, 2(4), 32-33.
Salo, M. E., & Shumate, S. G. (1993). Counseling minor clients (ACA Legal Series, Vol. 4). Alexandria, VA: American Association for Counseling and Development.
Schutz, B. M. (1982). Legal liability in psychotherapy. San Francisco: Jossey-Bass.
Snider, P. D. (1985). The duty to warn: A potential issue of litigation for the counseling supervisor. Counselor Education and Supervision, 25, 66-73.
Soisson, E., VandeCreek, L., & Knapp, S. (1987). Thorough record keeping: A good defense. Professional Psychology: Research and Practice, 18, 498-502.
Stromberg, C. D. (March, 1989). The duty to warn or protect. Register Report, 10(2).
Stromberg, C. D. (July, 1990). How to respond to demands for records. Register Report, 16(3).
Stromberg, C. D., Haggaraty, D. L., Leibenluft, R. F., McMiilian, M. H., Mishkim, B., Rubin, B. L., & Tribing, H. R. (1988). The psychologist's legal handbook. Washington, DC: Council for the National Register of Health Service Providers.
Strupp, H. H. (1982). The outcome of psychotherapy: A critical assessment of issues and trends. In O. J. Cavenar & H. K. H. Brodie (Eds.), Critical problems in psychiatry (pp.399-421). Philadelphia: J. B. Lippincott.
Taylor, R. B. (December 11, 1988). Rape victim's diary to stay confidential, judge rules. Los Angeles Times, Part I, p.52.
VandeCreek, L., & Harrar, W. (1988). The legal liability of supervisors. Psychotherapy Bulletin, 23 (3), 13-16.
VandeCreek, L., & Knapp, S. (1984). Counselors, confidentiality, and life-endangering clients. Counselor Education and Supervision, 24, 51-57.
VandeCreek, L., & Knapp, S. (1993). Tarasoff and beyond: Legal and clinical considerations in the treatment of life-endangering patients (rev. ed.). Sarasota, FL: Professional Resource Press.
Willens, J. G., & Murray, J. R. (June, 1990). [Letter from the American Psychological Associa-

tion Insurance Trust].

Wolberg, L. R. (1977). The technique of psychotherapy. New York: Grune & Stratton.

Woody, R. H. (1988). Protecting your mental health practice: How to minimize legal and financial risk. San Francisco: Jossey-Bass.

Woody, R. H. et al. (1984). The law and the practice of human services. San Francisco: Jossey-Bass.

Other Resources
Confidentiality of Medical Records Update

Books

    Brandt, Mary
    Maintenance, disclosure, and redisclosure of health information
    American Health Information Management Association
    919 N. Michigan Ave., Suite 1400
    Chicago, IL 60611-1683
    1-800-335-5535
    1-708-364-1268 (fax)

    Tomes, Jonathan
    Healthcare records management: Disclosure and retention
    Probus Publishing Co.
    1-800-998-4644
    1-312-868-6250 (fax)

Video

    Confidentially speaking
    An educational video showing how modern technology and office procedures can breach patient confidentiality
    Oregon Health Information Management Association
    c/o MYRIAS Resources
    2373 NW 185th, Suite 265
    Hillsboro, OR 97124
    Cost: $74.45 per video

索　引

AAMFT 倫理原則 Code of Ethical Principles for Marriage and Family Therapists (AAMFT)　132, 134, 165
医学倫理原則，特に精神科に関する注釈つき（米国精神医学会）Principles of Medical Ethics, with Annotations Especially Applicable to Psychiatry (AmPsyA)　134, 165
遺棄 Abandonment　76, 104
インフォームド・コンセント Informed consent　35
　　―の書式 forms　157-159
　　スーパービジョンと実習に際しての― in supervision and training　65
過失 Negligence　44, 45, 50, 51, 73, 75, 78, 92-97, 125-127
家族療法と診療録 Family therapy and record keeping　56, 134
カリフォルニア州心理士学会 California Psychological Association (CPA)　124
管理型健康保険 Managed Care　21, 29
虐待 Abuse
　　―通報 Reporting of　22-24, 101-103
　　―と扶養義務違反 Neglect　59, 104
　　―の定義 definitions　104
健康管理機構 Health Maintenance Organization (HMO)　19, 24-26, 133
健康と安全に関する法律 Health and Safety Code　8, 114, 120, 132, 168, 169
高齢者虐待 Elder abuse　24
誤診 Diagnostic error, Misdiagnosis　44, 48-50, 84, 92, 106
自傷の恐れ Danger to self　12, 19, 41, 43, 57, 71-82, 115, 160, 170
児童虐待 Child abuse　22-24, 101-103, 112, 160
　　―の通報義務 Reporting obligations　20, 22, 101-103
児童虐待および扶養義務違反通報に関する法律 Child Abuse and Neglect Reporting Act　59
児童相談所 Child Protective Services　23, 102, 103
従業員支援プログラム Employee Assistance Programs (EAP)　19, 24-26
集団療法と診療録 Group therapy and record keeping　57, 167
集団療法カウンセラーの倫理的指針 Ethical Guidelines for Group Counselors (ASGW)　167
集団療法学会 Association for Specialists in Group Work (ASGW)　9, 13, 33, 167
守秘義務 Confidentiality　7, 12, 20-22, 47, 56, 58, 65, 78, 79, 98, 128, 135, 140, 144, 165, 168-170
　　―と通報義務 Mandatory reporting　21-24, 37, 73, 164
　　―と法的義務のない報告 Nonmandatory reporting　24
守秘義務違反 Breach of confidentiality　45, 74, 86, 88, 126, 128, 170
身体的虐待 Physical abuse　104, 160
心理士の倫理原則と行動規範 Ethical Principles of Psychologists and Code of Conduct (APA)　9, 15, 20, 63, 124, 133, 166
診療録の開示，閲覧 Disclosure of records, Access to records　12, 113, 119-127, 161, 162, 167, 169

—の拒否 Denial of　121
　　—の指針 Guidelines for release　119
　　—の承諾 Release authorization　122
　　—の責任，承諾なしの場合 Unauthorized release, liability for　124-127
診療録に関する指針（米国心理学会）Record Keeping Guidelines（APA）　20
心理療法を行なう人のための一般的指針 General Guidelines for Providers of Psychological Services（APA）　9, 11, 33, 119, 131
性的虐待 Sexual abuse　105
成年擬制 Emancipated minors　111, 114, 124, 164, 169, 171
全国社会福祉士協会の倫理規範 Code of Ethics（NASW）　36, 120, 167
全米社会福祉士協会 National Association of Social Workers（NASW）　9, 13, 33, 167
他害の恐れ Danger to others　12, 19, 41, 43, 57, 83-99, 115, 160, 170
　　—と保護（警告）義務 Duty to warn　21, 22, 83, 85-87, 92, 94-96, 128
　　—と危機管理技術 Risk-management techniques　83, 89
タラソフ判決 Tarasoff's decision　21, 73, 78, 83, 90, 91, 94, 96
治療提供に関する専門的指針（米国心理学会）Specialty Guidelines for Delivery of Services（APA）　131
同僚監視機構 Peer Review Organization（PRO）　133
廃棄 Disposition　131, 134, 135, 140, 141, 164-167
配偶者虐待 Spousal abuse　24, 103
バックリー修正条項 Buckley Amendment（The Family Educational Rights and Privacy Act of 1974; FERPA）　112
秘匿特権 Privilege　6, 12, 26, 27, 58, 73, 91, 98, 159, 160, 163, 169, 170
ヒトを対象とする研究における倫理原則 Ethical Principles in the Conduct of Research with Human Participants（APA）　9
標準的治療 Standard of care　7, 8, 13, 20, 39, 41, 44, 49
夫婦療法と診療録 Couple therapy and record keeping　56, 134
扶養義務違反 Neglect　104
文書提出命令（召喚状）Subpoenas　10, 12, 25, 168
米国医師会 American Medical Association（AMA）　9
米国カウンセリング学会 American Counseling Association（ACA）　9, 13, 33, 132, 134, 165
米国心理学会 American Psychological Association（APA）　9, 13, 33, 131, 162, 166
米国精神医学会 American Psychiatric Association（AmPsyA）　9, 13, 33, 134, 165
米国夫婦・家族療法学会 American Association for Marriage and Family Therapy（AAMFT）　9, 13, 33, 132, 134, 165
未成年者の権利の手引き Handbook of Minors' Rights（State of California）　114
倫理規定と診療録 Ethical Codes and record keeping　165-167
倫理規則および職務規範 Code of Ethics and Standards of Practice（ACA）　132, 134, 165

訳者あとがき

　本書を手にしたのは，勤務先で診療録開示に関する委員会に関わったことにはじまります。診療録開示の是非を問うことから始まった時代のことで，専門とする科により医師の間でも随分と温度差があるのに驚きました。あれから何年になるでしょうか。精神科疾患にかぎらず身体的疾患の治療も，病を持つ者との共同作業であり，インフォームド・コンセントがないと成り立たないという，言われてみれば当たり前だろうという考えも，さいわい現実のものとなってきています。もともと精神科治療は一方的なものでなく，治療者と治療を求める者との共同作業ですから，診療録の開示は前提であり問題となる余地がない，という議論もあります。果たして実際の臨床場面で常にそう言い切れるか，と自問すると，訳者には自信がありません。

　担当した患者さんたちの過去の診療録を紐解いて，戦後，精神科薬物治療の黎明期にはじまる診療録に残された記録から，目の前の患者さんたちの変遷が眼に浮かび，観察の確かさや記載の正確さ，そして字の美しさに憧れた何人もの精神科医に出会いました。先輩医師たちの残した診療録から，所見のとり方や考え方などの多くを学んだように思います。「かっこいいカルテを書きたい」という不純な動機も手伝って読み始めた本書でしたが，診療録は治療者の技量と姿勢を端的に表すものである，と改めて我が身の至らなさに思いを馳せることになりました。

　前書きにも記されているとおり，本書は，診療録管理は法律問題よりも患者さんにとって最良の医療をするために必要である，という哲学に貫かれています。本書を翻訳・校正する間に，たとえば机の上に無造作に診療録を積み上げて次々と外来患者さんを捌いていくことも，プライバシーに対する配慮不足だったと，気づかされました。臨床心理士を業務とする著者らの目配りは，医師以外の医療関係者による記録にも多くの面で役に立つのではない

かと思います。

謝辞：この訳書が活字になるまで5年近くの歳月がかかりました。校正作業の繰り返しにより星和書店の編集担当の方々には膨大な作業をしていただくことになってしまいました。また，畑違いの法律に関わる内容の解釈や法律用語に関しては，佐野吉田法律特許事務所弁護士佐野隆久氏に多くを教えていただきました。改めてお礼を申し上げます。

少なくない時間を費やした翻訳作業が，治療を求める者と，それを取り巻くすべての人々の幸せにつながることを願いながら。

2005年4月

斎藤朱実

著者について

Mary E. Moline, Ph.D. はシアトルパシフィック大学家族心理学部の教授兼副部長である。カリフォルニア州の結婚，家族，児童カウンセラー資格を持つ。結婚・家族治療分野で Ph.D. をブリガムヤング大学から，また，ローマリンダ大学から公衆衛生学博士号を得ている。米国夫婦・家族療法学会の臨床会員であり，認定指導者で，卒後教育に 14 年間，また卒前教育に 2 年間携わった（カリフォルニア州立大学フラートン校）。倫理と医療過誤について Austin と Williams と共著があり，他にも倫理，集団・家族療法についての論文や章を執筆している。また，法と倫理問題，離婚の治療，および文化の問題に関する，地方会，全国会議や国際会議で発表している。

George T. Williams, Ed.D. はサウスカロライナ州チャールストンにあるサイタデル大学院および職業専門大学教育学部，カウンセラー教育教授兼学校カウンセリングプログラムのコーディネーターである。カリフォルニア州立大学フラートン校カウンセリング学部大学院の前主任教授（1991-1994）であり，国家カウンセラー資格，カリフォルニア州およびミネソタ州の心理士資格を有し，サウスカロライナ州に移るまではカリフォルニア州コロナで個人診療を非常勤で行なっていた。「カウンセリングにおける職業，倫理，法律上の問題」について定期的に講義を行なってきた。小学校，中学校，大学の学校カウンセラー，カウンセラー教育者，カウンセラー指導者，ペンシルバニア州，オハイオ州，ミネソタ州，ルイジアナ州，およびカリフォルニア州の心理士として診療に従事してきた。*Journal of Counseling and Human Service Professions* の創設編集者である。過去 15 年間で州，地方，全米の専門学会で 75 回以上発表し，大学，修士課程，博士課程で 45 以上のカウンセリングおよび心理学コースを教えた。ルイジアナ州学校カウンセラー連盟から 1986-1987 年に Post-Secondary Counselor of the Year 賞を受賞しており，最近では，カリフォルニア州心理士学会支部である内陸部心理学会から 1996 年に心理学への貢献により表彰されている。ミネソタ州カウンセリングと発達学会の州倫理委員会委員長（1984-1985），集団療法学会国家倫理委員会委員長（1987-1990）を勤めた。ミネソタ州

(1985) およびルイジアナ州 (1986-1987) でカウンセラー教育および指導連盟会長を勤めた。またカリフォルニア州集団療法学会会長(1990-1993) も勤めた。

Kenneth M. Austin, Ph.D. はカリフォルニア州免許を持つ心理士であり，結婚・家族・児童カウンセラーである。精神保健分野で 38 年以上の経験がある。サン・ベルナンディノ郡保護局の診療部責任者であった。1976 年から個人開業をしている。1982 年から 1995 年までローマ・リンダ大学で法律と倫理の講師をした他にも，サン・ベルナンディノ・ヴァレー大学，レッドランズ大学，カリフォルニア大学リバーサイド校，カリフォルニア州立大学サン・ベルナンディノ校でも教鞭をとった。1982 年，1983 年，および 1988 年にはカリフォルニア心理学会倫理委員会委員長をつとめ，カリフォルニア州心理学会より 1984 年にシルバー・サイ賞を授与された。1980 年代には，カリフォルニア，ネバダ，テキサス，オレゴン，ニューメキシコ，ユタ，ペンシルバニア州で法律と倫理と記録保存のワークショップを運営した。1996 年にはカリフォルニア州の心理士を対象にした記録保存に関する強制的卒後教育ワークショップを行なった。米国心理学会，カリフォルニア州心理学会，内陸部心理学会に所属しており，米国法医学会認定法医学調査員である。1984 年よりカリフォルニア州司法長官の下で鑑定人を務めている。

訳者略歴

斎 藤 朱 実（さいとう あけみ）
- 1958年　大阪府枚方市生まれ
- 1984年　関西医科大学卒業，関西医科大学精神神経科入局
- 1990年　精神保健指定医，HZI Research Center, Inc.（NY）
- 1992年　八幡青樹会病院
- 1993年　関西医科大学精神神経科助手
- 2000年　桐葉会木島病院
- 2003年　関西医科大学精神神経科・神経内科

岡 島 詳 泰（おかじま よしやす）
- 1958年　石川県金沢市生まれ
- 1984年　関西医科大学卒業，関西医科大学精神神経科入局
- 1989年　関西医科大学精神神経科助手
- 1990年　精神保健指定医
- 1993年　医学博士号取得，関西医科大学精神神経科講師
- 1995年　長浜青樹会病院

加 藤 正 樹（かとう まさき）
- 1972年　栃木県佐野市生まれ
- 1997年　関西医科大学卒業，関西医科大学精神神経科入局
- 2002年　関西医科大学精神神経科助手，精神保健指定医

大 橋 嘉 樹（おおはし よしき）
- 1963年　兵庫県神戸市生まれ
- 1988年　関西医科大学卒業，関西医科大学精神神経科入局
- 1993年　精神保健指定医
- 1994年　医学博士号取得
- 2000年　大橋クリニック（兵庫県宝塚市）

適切な診療録：精神科・心理療法編──精神科臨床に携わる人が知っておくべきこと──
2005年7月11日　初版第1刷発行

著　者　Mary E. Moline，George T. Williams，Kenneth M. Austin
訳　者　斎藤朱実，岡島詳泰，加藤正樹，大橋嘉樹
発行者　石澤雄司
発行所　㈱星和書店
　　　　〒168-0174　東京都杉並区上高井戸1-2-5
　　　　電話　03 (3329) 0031（営業部）／ (3329) 0033（編集部）
　　　　FAX　03 (5374) 7186

Ⓒ 2005　星和書店　　　Printed in Japan　　　ISBN4-7911-0576-1

精神科臨床とは何か
日々新たなる経験のために

内海健 著

A5判
232p
2,500円

臨床講義 DVD版
[講義] 精神科臨床とは何か？

内海健

DVD4枚組
24,000円

せん妄の治療指針
日本総合病院精神医学会治療指針1

薬物療法検討小委員会
（委員長：八田耕太郎）編

四六変形
（縦18.8cm×横11.2cm）
56p
1,600円

こころの病に効く薬
―脳と心をつなぐメカニズム入門―

渡辺雅幸 著

四六判
248p
2,300円

増補改訂版
精神科医療事故の法律知識
基礎知識と実際の裁判例を紹介・解説

深谷翼 著

A5判
上製函入
344p
9,320円

発行：星和書店　http://www.seiwa-pb.co.jp　　価格は本体（税別）です